「終活」としての在宅医療

かかりつけ医で人生が変わる

出前医者 太田 秀樹
聞き書き 蜂須賀裕子

かもがわ出版

まえがき

人々の暮らしの中に医療を届ける「出前医療」を始めて四半世紀になります。このあいだにさまざまな患者とその家族に出会い、さまざまな暮らしを垣間見させていただきました。そして、最近では人々のごく普通の会話の中に「在宅医療」「在宅ケア」などという言葉が見出せるようになりました。

昔も今も「住み慣れた家で死にたい」と願う人は少なくありません。いろいろな調査がありますが、日本人の二人に一人はこれまで暮らしてきた場所で死んでいきたいと考えているようです。しかし、現実はどうでしょう。亡くなる人の約八割が病院で最期の時を過ごしています。亡くなっていく人々のささやかな思いはなかなか叶わないのです。「自宅（生活の場）で最期の時を過ごしたいけれど、本当にそんなことができるのでしょうか」というのが人々の素朴な疑問ではないでしょうか。

在宅医療にかかわって確信したのは、医療を出前することで、その家族が、人々の暮らしが、地域が変わってきたことです。これはコミュニティーの再生といってもいいと思います。地域の中で在宅医療の役割や重要性はさらに深まりつつあります。そして、その可能性もまた広がっていきそうな予感がしています。

「病院でしか死ねない街」から「在宅でも死ねる街」へとあなたの街を変えていくためにも、多くのみなさんに安心できる在宅医療・在宅ケアの実態を知っていただきたい。その思いが本書になりました。

「終活」としての在宅医療——かかりつけ医で人生が変わる◉もくじ

《コラム》

《ドクターコラム》

《資料》

写真撮影　西田　充良
装丁・イラスト　加門　啓子

序章

超高齢国家「日本」と在宅介護

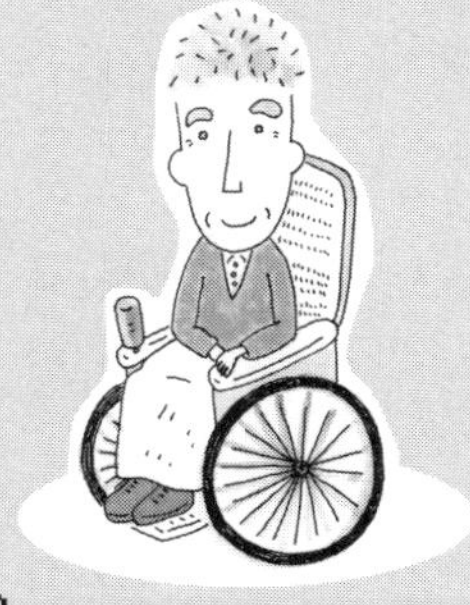

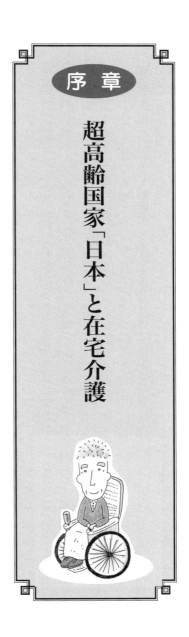

賢明な医療の選択

あなたはどんな最期をお望みですか。こう訊かれて「できるならPPK（ピンピンコロリ）がいいな」と答える人は多いと思います。けれども、葬式や相続など自分が死んだ後のことならともかく、死にざまを自分で選択するとなると、これはなかなか難しい。しかし、周囲の人たちの理解と協力があれば、それなりに納得できる最期を迎えることも不可能ではありません。

九十七歳のよしさんは、栃木県小山市で代々農業を営む四世帯家族の最長老です。少し前までせっせと野菜づくりを手伝っていましたが、夏の終わりころから具合が悪くなってきました。全身が痛み、食事もほとんど摂れない状態になってしまい、とうとう布団から出てこられなくなったので、家族が近所の病院に連れて行きましたが、原因はわからずじまい。そのまま入院ということになりました。ところが、よしさんは「死んでもいい。家に帰りたい」と、毎日、泣きながら家族に訴えるのです。

見るに見かねた長男がよしさんを勝手に退院させてしまったので、さあ大変。ちょっとしたお家騒動の勃発か……と思われましたが、ヘルパーをしている孫娘が機転を利かせて、うちの診療所に相談にやってきたのです。痛みの原因であるリウマチ性多発筋痛症を薬で抑え、よしさんはなんとか元気になりましたが、しばらく寝たきりでいたため、筋肉が弱ってトイレにも行けません。そこで、看護師と医師（僕です）が定期的に訪問することになりました。

そのうち、よしさんは「先生が来てくれるから家で死ねるよ」と、この僕に手を合わせるようになりましたが、不思議なことに、そこにはまったく悲壮感はないのです。生活はほとんどベッドの上でしたが、家族と同じ空間で同じ時を過ごし、ひ孫の誕生に顔をほころばせたり、穏やかな療養生活が続きました。九十九歳の誕生日の少し前、発熱し、肝胆道系の腫瘍が見つかりました。しかし、よしさんは検査も積極的な治療もしないという。それで、とにかくつらくないようにと、緩和医療を施すことになりました。

「状態がおかしい」と、家族から連絡を受けたのは誕生日の数日後でした。往診した時、すでに呼吸は止まっていましたが、その顔は穏やかで、笑みさえ浮かんでいました。家族は動揺するようすもなく、「昨夜は好物のてんぷらを『おいしい、おいしい』と食べたんですよ」と、どこか満足げ。よしさんの思い出を語りながら、訪問看護師と長男の嫁が笑顔でエンジェルケアを行ないました。これこそが望ましい最期です。

今、アメリカでは〝チュージング・ワイズリー（choosing wisely）〟という学術会議を巻き込んだ運動が展開されています。これを日本語に訳すと「賢明な医療の選択」といったところでしょうか。よしさんと家族の選択は、まさにこれだといえるでしょう。賢明な医療の選択は、望ましい生活、望ましい最期のための選択でもあるのです。

■日本は世界で唯一の超高齢国家

男性八〇・七九歳、女性八七・〇五歳――これは日本人の平均寿命（二〇一六年、厚生労働省発表「平成二十七年簡易生命表」）です。男女ともに過去最高を更新しました。日本人男性の寿命がはじめて八十歳を超えたのは二〇一三年のことです。各国・地域と比較すると、女性は香港に抜かれて四年ぶりの世界二位。男性は三位から四位に下がりましたが、これで、日本は男女ともに「人生80年時代」を迎えたことになります。厚生労働省の見解では医療技術の進歩により平均寿命は、まだまだ延びる余地があるとか。

日本人はいつから長寿になったのでしょう。戦前の日本人の平均寿命は四十歳代でした。それが一九四七（昭和二十二）年には五十歳代になり、その後も延び続けて、今では日本は世界一の長寿国家になりました。

これほど急速な高齢化の進行は世界に例がなく、日本だけにみられる現象といえます。六十五歳以上の高齢者が総人口に占める割合、つまり高齢化率七％以上を「高齢化社会」、一四％以上を「高齢社会」といいますが、フランスでは高齢化社会から高齢社会になるのに一一四年（一八六五年→一九七九年）、ヨーロッパでもっとも急速に高齢化が進んだドイツでも四二年（一九三〇年→一九七二年）という長い年月がかかっています。

これに比して日本は、たった二四年（一九七〇年→一九九四年）で、高齢化の坂を上り切ってしまいました。高齢化が始まり、本格的な高齢社会になるまでに四半世紀というのは、驚異的ともいえます。

そして、現在の日本の高齢化率は、二六・七％（内閣府「平成二十八年度版高齢社会白書」）。これは高齢社会を超えた、高齢化率二一％以上の「超高齢社会」に当たります。つまり、世界一の長寿国である日本は、世界唯一の、人類史上初めての超高齢国家になったのです。

二〇一五年、戦後生まれの、いわゆる団塊の世代がすべて六十五歳以上になりました。これで、日本で六十五歳以上の人は約三四〇〇万人。国民四人に一人が高齢者という時代に突入したわけです。そして、十年後の二〇二五年、団塊の世代の彼らは七十五歳以上の「後期高齢者」になります。

■超高齢国家と介護保険制度

日本国内で、高齢者のいる世帯は約二三五七万世帯。これは全世帯の約半数（同「高齢社会白書」）に当たります。

ここで、浮上するのがそれぞれの世帯の介護問題。介護を必要とする高齢者の増加に伴い、介護を余儀なくされる家族も増加します。介護保険の被保険者についてみると、六十五歳以上で要介護の認定（要支援も含む）を受けている人は約五六九万人（二〇一三年度）で、前年度より増加しています。要介護の認定を受けた人の割合は六十五～七十四歳の前期高齢者で四・四％ですが、七十五歳以上の後期高齢者になると三二・一％と高くなります。介護をするための人手も大変ですが、経済的な負担も大きくなる。そして、これは政府の高齢者医療費にも及びます。なぜなら、少子高齢化の時代に、寝たきりや認知症などの高齢者が増えると、今までの医療保険の保険料や国庫予算の福祉費だけでは、財源が足りなくなるからです。

この状態を見越した政府は二〇〇〇（平成十二）年に介護保険制度をスタートさせました。この制度の理念は、介護の必要な高齢者を家族だけではなく、社会全体で支えていこうというすばらしいものです。が、見方を変えると、どんどん膨張し、増大する医療費の財源を確保するための苦肉の策でもありました。それは、医療費の中から介護費をピックアップし、新たに設けられた「介護保険」というシステムの中に組み込むというものです。つまり、国民は医療保険料とは別に介護保険料を徴収されることになりました。

介護保険は現状にそぐわないところもあり、成立以来、二〇〇六（平成十八）年、二〇一二（同二十四）年、二〇一五（平成二十七）年と三度の改正をしています。これとは別に三年ごとに保険料や介護報酬（介護サービスの値段）を見直すことになっています。つまり、二〇一五年の改正は介護報酬、サービス費用、利用者の支援内容などを大幅に見直す大改革になったわけです。

具体的には、介護サービスを提供する事業所（介護保険法では事業者といいます）に対する介護報酬の削減、一定以上の所得がある利用者のサービス費用の自己負担額の引き上げなどです。また、特別養護老人ホーム（特養）への入居条件も「要介護一〜五」から「要介護三以上」と改められました。さらに、「要支援一、二」の人へのデイサービスなどの支援は、介護保険の予防給付から市町村の地域支援事業へ段階的に移行されることになりました。気になる支援内容や基準、介護報酬、利用者の負担は市町村の裁量によって異なります。

■人生最後の十年間をどう生きるか

高齢になってから、これまでどおり自宅で暮らすか、子どもと同居するか、施設に入居するか——選択肢はさまざまですが、ここで重要なのは、健康か否かです。心身ともに健康でありさえすれば、どこを終《つい》の住処《すみか》とするかも自分の意志で決められます。

前述したように日本人は、世界一長寿です。しかし、「長く生きていれば、それだけで幸せなのか」と問われれば、そう簡単には「イエス！」とはいえません。おむつをしたまま寝たきりで長生きしても、それは幸せとはいえないかもしれません。

ちなみに心身ともに自立し、健康的に生活できる期間を「健康寿命」といいますが、日本人の場合、この健康寿命と平均寿命の間には、およそ十年（男性九年、女性十三年）の差があるのです。つまり、多くの人は多少にかかわらず人生最後の十年間は、誰かに支えてもらわないと、生活が成り立たないわけです。

ここ数年、高齢者が高齢の配偶者を、または超高齢の親を高齢の子どもが介護する「老々介護」、認知症の夫や妻が認知症の配偶者などを介護する「認々介護」、離れた土地に住む親を介護する「遠距離介護」、独居老人の孤立などが取りざたされていますが、これらは超高齢国家の日本が世界に先駆けて解決していかなければならない問題といえます。

■終末期は自宅で療養し、最期を迎えたい

では、高齢になって、そろそろ人の手が必要になった時、あなたはどこで介護を受けたいですか——この問いに対して、ほとんどの人は、まず「これまで暮らしてきた自宅がいい」と考えるようです。

ただし、配偶者や子どもなど家族の世話になったり、ホームヘルパーなどの介護の手を確保しなければならないことを考えると、迷いなく「自宅がいい」といえる人はあまり多くはありません。内閣府の調査（同「高齢社会白書」）によれば、「治る見込みがない病気になった場合、どこで最期を迎えたいか」という問いに対して、五十五歳以上の男女の五四・六％が「自宅」と答えています。これに「病院などの医療施設」二七・七％が続きますが、これは医療機関の手厚い介護を期待してのことかもしれません。

「最後を迎えたい場所」は？

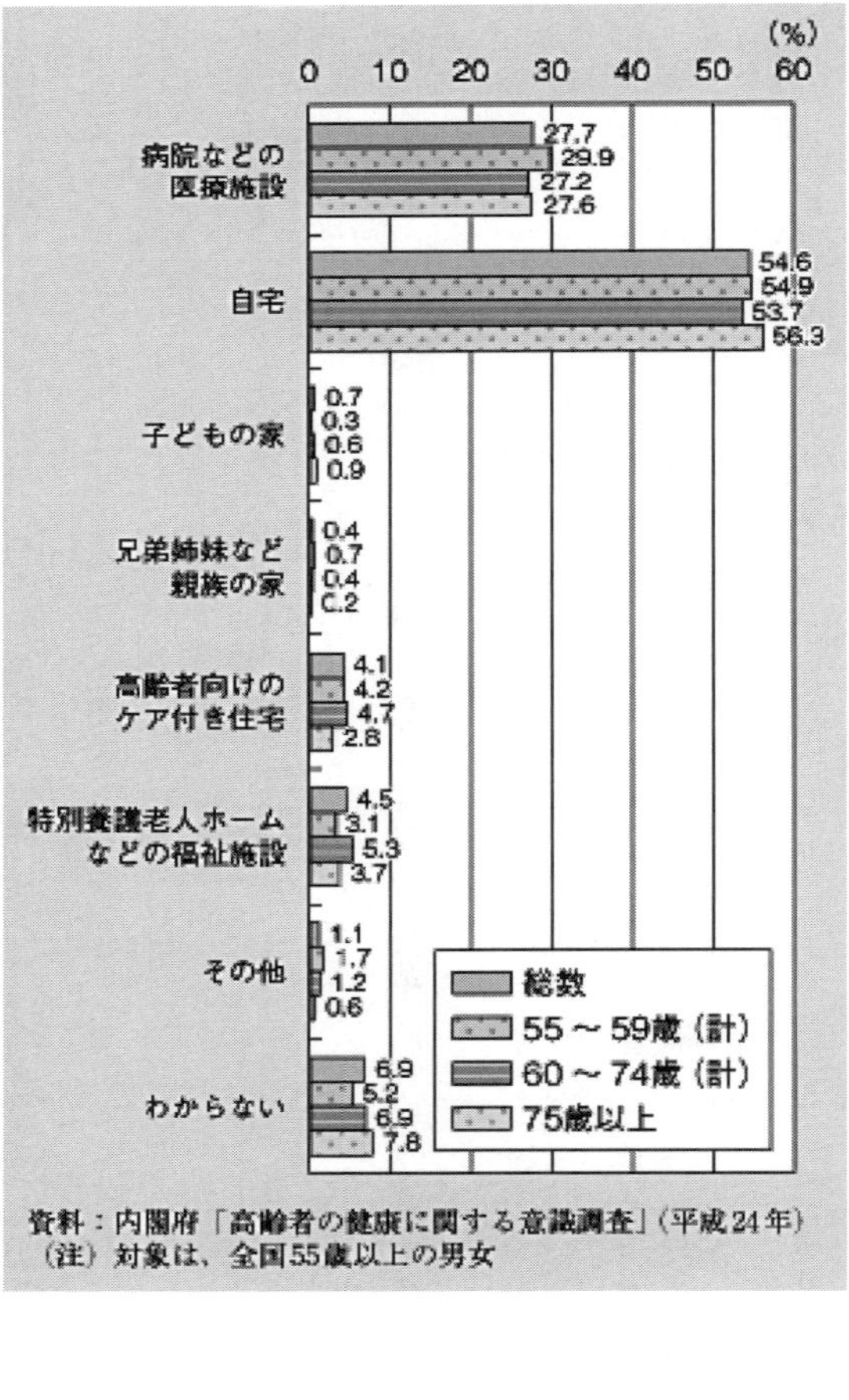

資料：内閣府「高齢者の健康に関する意識調査」（平成24年）
（注）対象は、全国55歳以上の男女

ところが、「延命治療の希望」について訊くと、六十五歳以上で「少しでも延命できるよう、あらゆる医療をしてほしい」と回答した人は四・七%。「延命のみを目的とした医療は行なわず、自然にまかせてほしい」という人は、九一・一%と九割を超えました。

やはり、「最期は住み慣れた場所で」「自然に死んでいきたい」というのが人々の本音のようです。

実は、二〇一五年の介護保険制度の改定は、特養の入居条件を「要介護三以上」に改めるなど介護の形態を施設から在宅へ移行させようという政府の方針がはっきりと示されています。もちろん、ここには増大する介護費や医療費をできるだけ抑えたいという明らかな意図があります。

つまり、これからの超高齢社会を自分らしく生き、長寿をまっとうしたいなら、いかに「在宅介護」を充実させるかが大きなポイントになります。

■高齢者介護と切り離せない在宅医療

在宅介護を必要とする高齢者を施設ではなく住み慣れた地域や自宅で支えようと、政府が打ち出したのが「地域包括ケアシステム」です。高齢者がその地域や自宅に安心して住み続けるには、「医療」「介護」「介護予防」「生活支援」「住まい」などの支援体制が必要となります。

高齢者の介護に関連して、最近では「訪問診療」「在宅医療」という言葉もよく聞かれるようになりました。これは文字どおり、介護を必要とする高齢者が病院などの医療施設ではなく、自宅などの生活の場で医療を受けることです。つまり、介護と医療は決して切り離して考えることはできないのです。高齢者にとって身近に気軽に往診に応じてくれる医療機関があるのは、本当に力強い。その人のQOLのよしあしにも大きく影響します。

ところが、現在、救急患者を受け入れている急性期病院などは入院期間が制限され、病状が安定すると退院、あるいは転院を余儀なくされます。次から次へと転院先を探すのは、家族も大変ですし、高齢者本人の心身の負担も大きくなります。

そこで、クローズアップされているのが「かかりつけ医」です。地域の開業医がかかりつけ医として、在宅ケアにかかわるのです。かかりつけ医といってもいろいろなタイプの医者がいると思いますが、僕がここでいうかかりつけ医とは、二十四時間三六五日連絡が取れ、希望があれば往診もしてくれ、専門の治療が必要な時にはしかるべき病院を紹介してくれる医者です。また、利用者の日常の健康状態を把握していることも条件のひとつになります。利用者の人生観もわかってくれているともっとよいでしょう。

最近では、複数の医師が所属し、医療機関や訪問看護ステーション、ケアマネジャーなどとも連携した在宅療養支援施設も増えつつあります。医療は人の命を救うもの。そして介護はその人の暮らしをサポートするものですが、在宅医療はこの二つを兼ね備えていなければなりません。だから、在宅ケアとも呼ばれ、人生を支える役割を担うのです。

僕は一九九二（平成四）年に栃木県小山市に診療所を開き、二十五年以上にわたって在宅医療に取り組んできました。介護保険がスタートしてからは在宅医療の利用者は年々増え、僕たち（医療法人アスムス＝ＡＳＭｓｓ）がこれまで在宅療養生活のお手伝いをさせていただいた利用者は二〇〇〇人以上になりました。そして、今、利用者（患者）の約七〜八割が自宅で最期を迎えられています。

高齢になったらどんな暮らし方をしたいか、自分らしい人生の最終章を迎えるためには、どうしたらよいか——超高齢時代の今、一人ひとりがこのことをしっかりと考えておかねばなりません。「終活」という言葉があちこちで聞かれる今の時代、自分の人生の締めくくりは自分自身で決めることができるのです。住み慣れた地域や家、または自分が一番安心できる場所で自分らしい人生の幕を閉じたい人々、つまり「生活の場で最期を迎える」という選択をした人々の暮らしをサポートするのが在宅医療だと思います。

本書では四半世紀、在宅医療に携わってきた中で、僕が感じたこと、気づいたことを忌憚なく書き記してみました。地域の人々の療養生活のサポートをしながら、僕が再確認したこと——それは在宅医療は高齢者のためだけにあるのではないということです。在宅医療とは、年齢・性別・疾病・障害にかかわらない全人的な、また予防・介護・福祉・家族・地域を視野に入れた包括的な医療であるはずです。それを読者のみなさんに少しでも示すことができたら、在宅医療の可能性はさらに広がっていくにちがいありません。

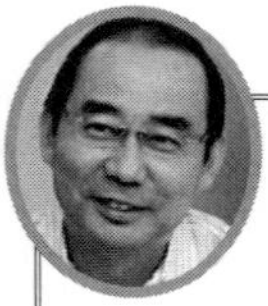

◆医者に行くタイミングは？◆

ずいぶん前のことだが、お盆に親戚が集まった時、甥っ子が急に高熱を出した。

「風邪だろ」「座薬を使えば」「冷やして寝かせておけば大丈夫」「疲れだよ」――その場に居合わせた一族の医者たち（麻酔科医、整形外科医、内科医、皮膚科医など）はいっせいに、さまざまなアドバイスをしはじめた。その時、「素人判断は危険ですよ」と一喝したのが僕の母だった。その一言で、その場がしーんと静まり返ったのは言うまでもない。結局、甥っ子は内科医の義弟に連れられて、しぶしぶ近くの病院に向かった。

そうなのだ。たとえ、医者でも“To be or not to be, that is question”なのだ。受診すべきか、せざるべきか、それは簡単に決断できない。いわんや、一般の方々の葛藤は痛いほどわかるつもりだ。

「先週は痛くて動けませんでした。ようやく少し痛みが収まったので、先生のところに来ました」というぎっくり腰の患者は、そう珍しくはない。しかし、実は痛みのある時しか、医者はたいした治療はできないのである。医者の力が必要な時に、患者が病院に来られないというのはおかしい。そのうえ、患者が一大決心をして医療機関を訪れても、「なんでもっと早く来ないのですか」「このくらいなら、わざわざ来なくてもいいですよ」などと医者から説教されることもある。いったい、いつ医者に行けばいいんだ!?

だからこそ、もっと身近で気楽につきあえる医者が必要なのだ。そう思って、僕は出前医者になった。本当の病気はもちろん、どんなささいな健康問題でもおまかせ。何でも話せる“街かど健康相談室”を僕はめざしている。

一章　僕たちがつくった在宅診療所

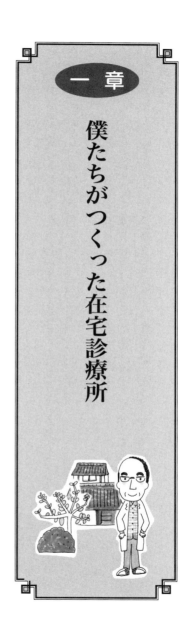

■病院で産まれ、病院で死ぬ時代

昔、僕が子どもの頃（もう半世紀も前のことです）は、町医者、つまり開業医は診察室で外来の患者を診るだけではなく、必要とあらば患者の家まで往診に出向きました。子どものいる家庭の多くは、突然の病気の時に往診をしてくれる「かかりつけ医」を持っていたと思います。

しかし、僕が在宅医療を始めた一九九〇年代は、病気になった人は病院などの医療機関に出向いて治療してもらうのが一般的でした。往診する医者なんて、それこそ絶滅危惧種。世の中には病気はもちろん、老衰であっても最後は病院に運んで、手厚い医療を施すべきだという考えというか雰囲気が定着していました。人々のこの考え方は、今もそれほど変わってはいないと思います。

なぜかというと、病人を家で看取ったのでは、家族がきちんとした医療を受けさせなかったようで世間体が悪いという感覚が人々の心のどこかにあるからです。もちろん、昔と違って家で看取りを行なった経験をもつ人は少なくなっているだろうし、患者の家族もどう対処していいのかわからない。つまり、自宅で看取る自信がないというのも正直なところかもしれません。当の本人が「住み慣れた自宅で最期を迎えたい」と思っていても、家族に身体的精神的な負担をかけるのは忍びないという遠慮から、それを言い出せない……。いつのまにか「人は病院で産まれ、病院で死ぬ」という風潮が世の中に蔓延し、これが現在の日本の文化になってしまったのです。

■在宅診療所をめざす

このような社会状況の中で、なぜ僕が在宅医療に取り組むようになったのか、診療所開設までの経緯をお話ししたいと思います。

診療所を開いたのは一九九二（平成四）年です。二〇一六（同二十八）年四月、厚生労働省が訪問診療だけを専門に行なう診療所の開設を認めたこともあり、最近では新聞やテレビの介護関連の記事やニュースの中に訪問看護師、訪問介護、訪問診療、在宅医など「訪問」「在宅」の文字もしばしば登場し、在宅医療は特に珍しい存在ではなくなりました。が、僕が診療所を開設した九〇年代は周囲から「訪問診療って何だ？」「在宅？　医療設備もない患者の家でどんな治療ができるのか？」と一様にいぶかしがられました。「いったい何をやるつもりなんだ」「何を考えているんだ？」と、みな不可解に思ったようです。

でも、僕は診療所を開設しました。場所は栃木県小山市。診療所名は「おやま城北クリニック」です。

余談になりますが、よく「太田先生は栃木県のご出身ですか」と訊かれます。が、僕は実は関西人。生まれは奈良県、高校時代は岐阜県で過ごしました。大学は東京、日本大学医学部です。卒業後は麻酔医をめざし、資格は取ったものの、あれこれ考えた末、栃木県にある自治医科大学の大学院に進学しました。他の大学で他流試合をしてみたいという気持ちもあったのです。そして、そのまま自治医科大学の整形外科に入局します。これが僕と栃木県の縁のはじまりです。三十年ほども前のことですから、大学周辺も今、診療所が建っている辺りも様子はまったく異なります。まだ、東北新幹線も開通していませんでしたから小山駅周辺も閑散としていましたし、東北本線の自治医大駅もありませんでした。

自治医大の大学院では電気生理学を専攻。患者さんの体から脊髄波を取るなど実験的な研究に携わっていました。大正生まれの僕の父親は開業医をしていましたが、専門はやはり整形外科。大学でも整形外科を教える専門医の走りです。父の仕事については、それなりに理解しているつもりでしたが、僕は開業医になるつもりは、まったくありませんでした。当時の日本は、各県に医科大学をつくって地域医療を充実させようという国家政策であちこちに医学部が新設されていました。先輩たちからは、「これからは医者が増えるので専門医にならないと食べていけないぞ」と脅されていました。

ですから僕は大学院を出た後、整形外科医として大学病院に残る道を選びました。この時、僕がめざしていたのは、あの『白い巨塔』の〝財前五郎〟（大学病院の医師を描いた山崎豊子の小説の主人公）でした。

■「寝たきり」の人たち

僕は、自分が働いている大学病院は最高の医療が提供できる、そしてその医療は患者を幸せにできるものだと信じていました（もちろん、大学では論文を書いたり、研究も必要でしたから、患者第一とは言い切れませんけれど……）。

ところが、たとえば、大腿骨の手術をした高齢者がようやく歩けるようになって退院しても、しばらくすると寝たきりになって病院に舞い戻って来るのです。これは、患者の家族が「せっかく良くなったのに転んだら大変」と、患者を大事にしすぎるからです。家族は患者に「危ないから歩かないで」「何でもやってあげるから」と言います。そう言われた患者は、家で寝たままの生活を余儀なくされるのです。寝たままにさせられていれば、当然、患者は寝たきりになります。

病気の治療はしたものの、医師たちが退院後の患者の家庭環境を考慮し、介護方法をきちんと指導しなかった結果がこれなのです。

腕の骨折で入院したのに退院時に歩けなくなる高齢者もいます。腕のギブスも取れ、晴れて退院――と思ったら、入院中のベッド生活で足の筋力がすっかり衰えてしまった。入院中に寝たきり予備軍になっていたわけです。腕の骨折は治ったのに自宅へは戻れず、どこかの介護施設に入居せざるを得なくなる場合もあるのです。

こういったことを目のあたりにして、僕は医者としてやるせなさと同時に、病院のやり方に漠然とした疑問を抱いていました。

当時、僕は大学病院の勤務医として老人病院の当直もしていました。そこで見たことは、今も忘れられません。それは鮮烈な光景でした。病院側からは「外科は二階、内科は三階。四階は老人病棟だから心配はないですから……」と言われました。なぜ心配なのだろう、と僕は不思議に思っていました。が、ある日、僕はひょいと四階を覗いてみたのです。仕切りのカーテンもない部屋に所狭しとずらりとベッドが並び、そのすべてのベッドに点滴をつけた高齢者が寝かされていました。みな、ベッドに縛りつけられたり、つなぎの服を着せられたりして、ぼうっと宙を見ていました。すごい光景でした。いま思うと、「心配はない」というのは、診なくてよいという意味だったのです。

とはいうものの、一九八〇年代の日本では、寝たきりの高齢者は、やがて床ずれができて肺炎になって亡くなっていく――歳をとって体が弱ってくると、病院に入院して、死んで行くというのがごく普通の、当たり前のプロセスでした。医者である僕も世の中の多くの人たちと同じように、それが当然のなりゆきであって、特別なことだとは思っていなかったのです。

ただ、この時、〈こういうのは嫌だなあ、死ぬときは、やっぱり〝ピンピンコロリ〟で逝きたいな〉と思ったのを覚えています。心のどこかに〈これは何か違うな〉という気持ちはあったのですが、何がどう違うのか……。この頃の僕は、ただもやもやしていただけでした。

■デンマークへ視察旅行――「寝たきり老人捜索ミステリーツアー」

その頃（一九九〇年頃のことでした）、朝日新聞の記者だった大熊由紀子さん（現国際医療福祉大学大学院教授）が『「寝たきり老人」のいる国、いない国―真の豊かさへの挑戦』（ぶどう社）という本をお書きになりました。この本によると、「デンマークには寝たきり老人はいない」という。これは、にわかには信じられないことでした。

そこで、医療関係者など有志を募り、デンマークへ視察に行くことにしました。デンマークには、本当に寝たきりの高齢者がいないのか、この目で確かめて来ようというわけです。かくて、僕らは「寝たきり老人捜索ミステリーツアー」を敢行。デンマークへ向かいました。

デンマークには、本当に寝たきり老人はいませんでした。そこで、僕らは日本の厚生労働省にあたる保健省に出向き、「なぜ、この国には寝たきりの老人がいないのですか？」と、尋ねました。するとと、「なぜ、日本には寝たきりの老人がいるのですか？」と逆に聞き返されてしまいました。

ここで聞く話は、僕ら日本人にとっては驚嘆に価するものでした。

「人は食事を摂れなくなった時に寿命が尽きるはずなのに、なぜ日本では寿命が迫っている人に栄養を送り続けるのですか」

「それは命をもてあそぶ行為です」

「延命することが医療というなら、人間にとって医療よりもっと大切なことがあるはずです」

「寿命が迫った人たちにとって、生かされていることよりも、もっと大切なことは人としての尊厳ではないでしょうか」

当時の僕にとっては、どの言葉も衝撃でした。もちろん、日本とゲルマン系のデンマークでは文化や歴史が異なります。宗教的なことでいうならば、日本は儒教や仏教、デンマークはキリスト教（ほとんどがルター派）です。こういった背景のなかで日本では少しでも長く生きることがよいこととされ、一方、デンマークでは食事が摂れなくなったら神に召されるのが自然なこととされます。

国民の医療に関する考え方も異なります。福祉国家のデンマークでは医療費は無料ですが、だからといって医療費を無駄には使いません。「医療費をどんどん使ってしまっては、本当に医療が必要な人が使えなくなる」からです。これに対して日本の老人医療はというと、「せっかく医療保険があるのだから、病院に行かなくちゃ。しっかり治療してもらわなくちゃ」です。

最初はただただ驚いていた僕ですが、シンプルに考えれば考えるほど日本の医療の在り方はおかしいと思いました。

そういえば、デンマークの保健省に飾ってあった二枚の絵がとても印象的でした。これは男性と女性のそれぞれの人生を階段にたとえたものです。女性の人生は出産があるので、男性よりもにぎにぎしく描かれていますが、男も女も一人で生まれ、一人で死んでいきます。ただし、女性が死ぬ

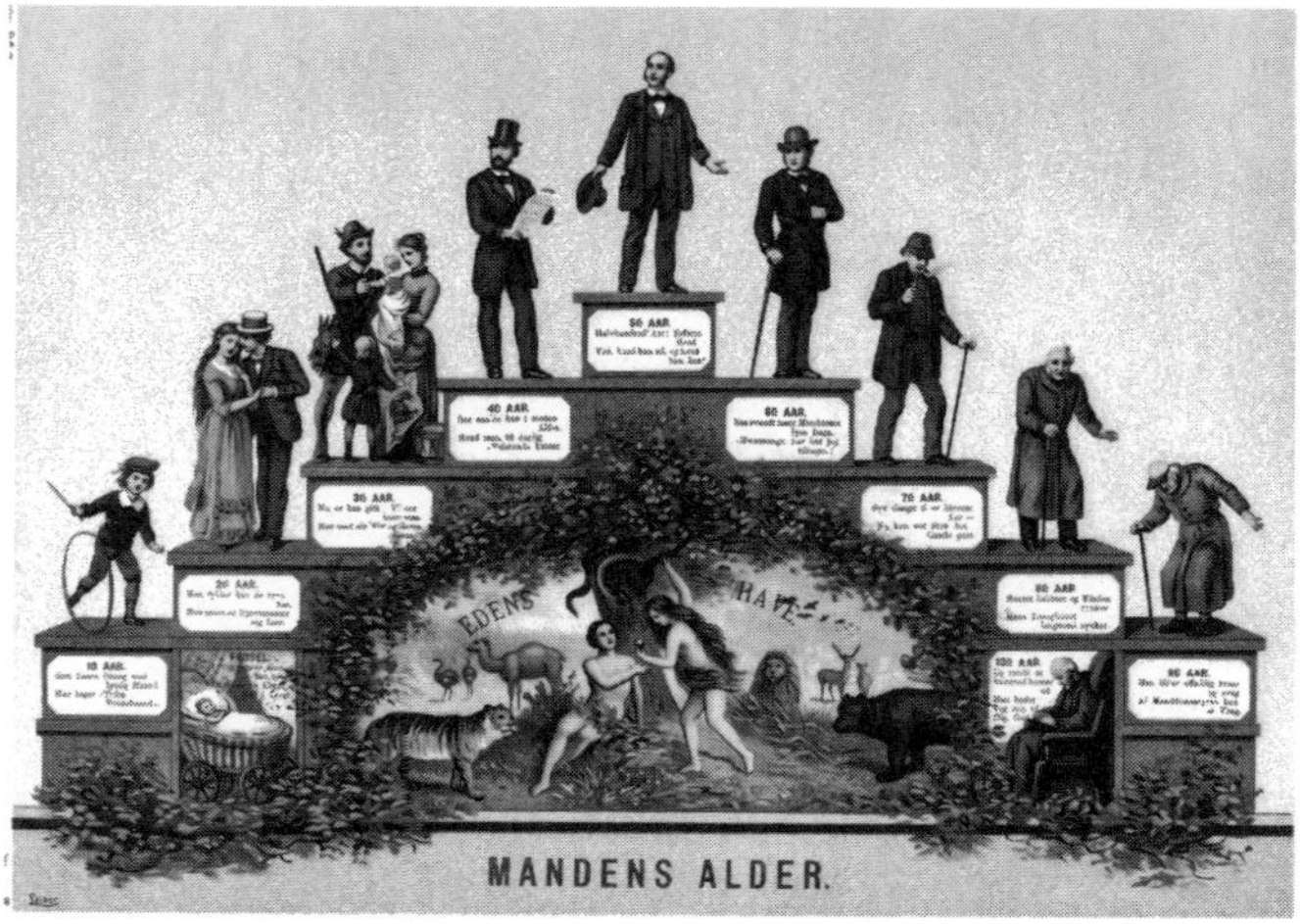

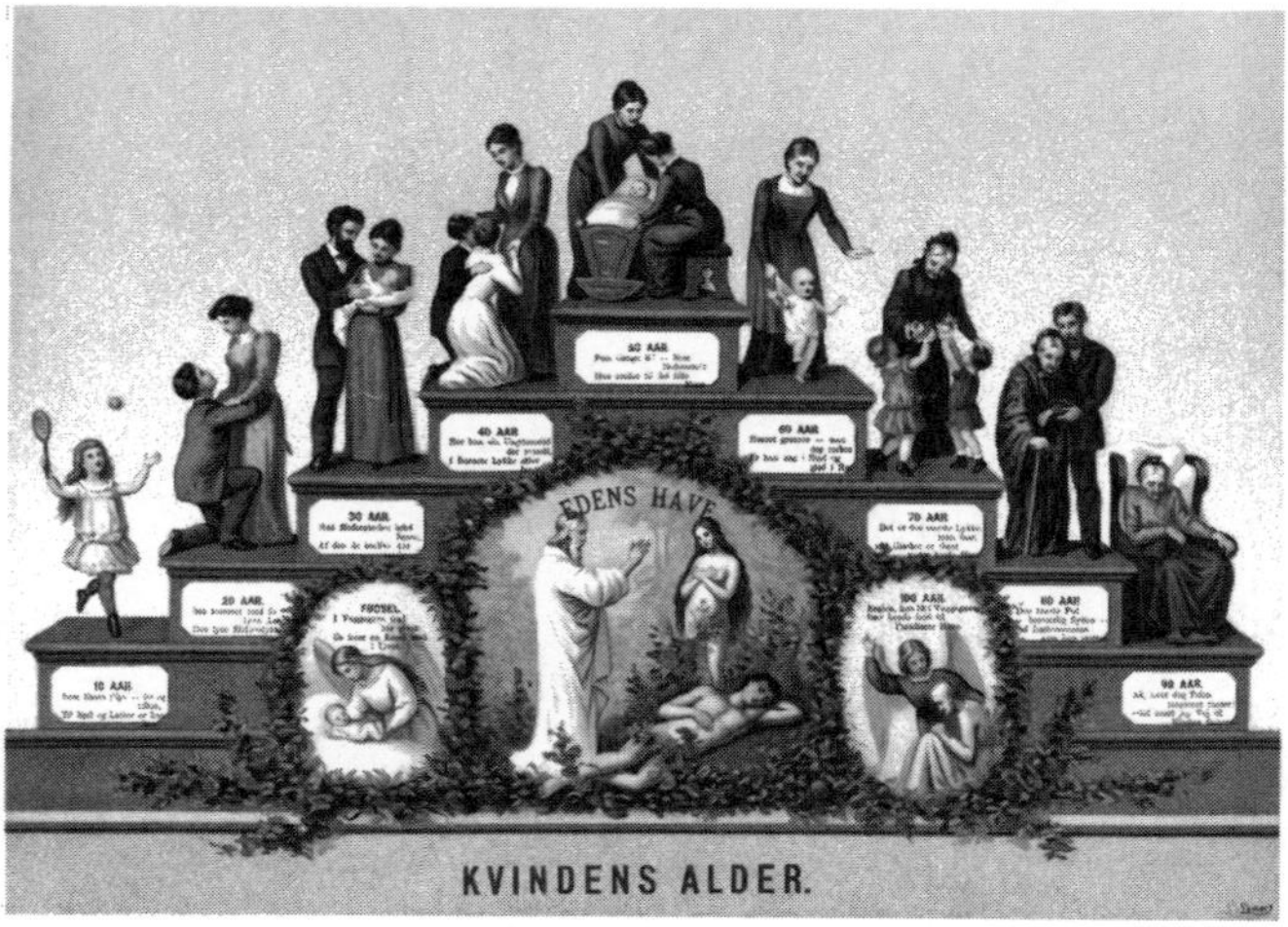

デンマークの保健省に飾ってあった２枚の絵
（デンマーク国立美術館サイトより）

時はちゃんと天使が迎えに来てくれるのです。保健省の人は、この絵を前に「人生の階段を上っている時にがんになったら闘うべきですが、下りている時にがんになったら必ずしも闘う必要があるのでしょうか」と、僕たちに問いかけました。

そういえば、介護関係の雑誌などで「寝たきり」ではなく「寝かせきり」という言葉が使われたのもこの頃です。

■障害者グループとの海外旅行

僕が在宅医療に踏み切ったきっかけのひとつは車椅子の人たちとの旅行でした。僕が自治医大の医局長を務めていた一九九〇（平成二）年、ある障害者グループが海外旅行に出掛けるのに旅行会社から医師の同行を条件にされたので、付き添ってくれないかという依頼があったのです。

福岡県を中心に活動していたそのグループは海外旅行に添乗してくれる医者を求めて本州へ。それも大阪、名古屋を越えて、とうとう東京までやってきたのです。そこで、「自治医大にちょっと変わった医者がいるから相談してみたら」と言われ、僕のところへやって来ました。

僕は当時、医局長でしたから、あまり忙しくない若いドクターに頼めばいいと思って、お安い御用とばかりに二つ返事で海外ツアーの添乗を引き受けてしまいました。ところが、旅行の日程が決まり、スケジュール表が送られて来ると、当てにしていたドクターはみな、さまざまな理由をつけて断って来る。その理由は、たとえば「実家の引っ越しの手伝いを頼まれている」とか「ペットの犬のお産にぶつかる」などよくわからないものばかり。なぜだかわからないけれど、若いドクターたちは障害者グループのツアーの添乗は嫌なようなのです。それで、僕がアメリカとカナダを巡る二週間の旅に同行することになりました。

この旅行で僕はいろいろなことに気づかされ、さまざまなことを考えました。医者という職業について、医者の使命や役割について、患者にとってよい医者とは……など。医者と患者との信頼関係についても考えさせられました。

僕は整形外科医ですから、これまで脊椎損傷の人をたくさん診てきました。彼らが使う車椅子の処方もしてきた。しかし、実は病院の外で患者の車椅子を押したことは一度もなかったのです。病院内はバリアフリーだから、車椅子は片手だって簡単に押せます。ところが、ホテルのふかふかの絨毯の上や凸凹のある石畳、砂利道や砂浜、急な坂道などで車椅子を押すのは、けっこう大変なのです（このことは、赤ちゃんを乗せたバギーを押しているお母さんたちは、よくご存じかもしれません）。もちろん、車椅子ユーザーである彼らが自分で漕ぐのも本当に骨が折れるのです。車椅子だと、高い棚には手が届かないし、飛行機の乗り降りも大変です。〈俺はこんなことも知らなかったのか……〉と、己を恥じました。正直、かなりショックでした。

旅行中、車椅子の彼らと酒を酌み交わす中で、彼らの本音を聞くこともできました。「医者は、自分にとって都合のいい患者の、都合のいい病気しか診ていないんじゃないか」という言葉には、ドキッとしました。病気になって病院に行ったら、待合室で「車椅子が邪魔だ」と嫌な顔をされた話や、脳性麻痺の人が医者に「ちゃんとしゃべってよ。何を言っているのかわからない」と言われた話など耳を疑うようなエピソードが次から次へと出て来ました。彼らが医療や医者に対する不信感を拭いきれないのは、当然です。この不信感の一端は、この僕にもあるのではないのか……と思いました。この時、これまで漠然と感じていた疑問が僕の心の中で少しずつ確かな形になっていったのです。

■めざすは「出前医者」

一九九一（平成三）年六月十日、僕らはアメリカ、カナダの旅を終え、日本に戻って来ました。僕らの旅行中に、日本では大変なことが起こっていました。六月三日、前年十一月に噴火が始まっていた雲仙・普賢岳で大規模な火砕流が発生し、四十数人が亡くなり、数千世帯が避難を余儀なくされていたのです。テレビ画面に大映しにされた被災地。そこには、突然の災害に見舞われ、呆然自失とたたずむ人たちがいました。失われた身内のことを涙ながらに語る人、憔悴しきって避難所の床ににうずくまる人……。

この時、僕は、いつどこで何が起こるかわからないのが人生なんだ、ということを改めて実感しました。だからこそ、今、自分がやりたいことをやるべきだと、なぜか妙にふっ切れた気持ちになれました。当時の大学病院は、〝白い巨塔〟でした。そこで医局長や講師を務めていた僕は、ご多分に漏れず、患者のためというよりは教授のために働いていたともいえるわけです。教授が「カラスは白いよな」と言ったら、「そうです。カラスは真っ白です」といわなくてはいけない立場だったのです。

一九九一（平成三）年六月十日、僕は大学病院を辞める決意をしました。これは、ある日突然、大学病院の医局長で講師という立場の人間が教授に三行半《みくだりはん》を突きつけるようなものであり、あってはならないことでした。しかし、僕は大学病院を辞めて、動けない人たちのところへ医療を届ける「出前医者」をめざすことにしたのです。一九九五（平成七）年の阪神淡路大震災、二〇一一（平成二十三）年の東日本大震災などの自然災害を機に生き方が変わったという人は少なくないようですが、この僕も普賢岳の火砕流が大きな転機になりました。

医療は診察や治療を必要とする人のところに行って患者を診て、はじめて役に立つわけです。病院や診療所で患者が来るのをただ待っているだけでは、医師の力は存分には発揮できません。最近ではドクターヘリが事故現場に駆けつけて患者の手当をしますが、出前医者も理念は同じ。医療には機動力が必要なのです。ただし、僕らは便秘で苦しんでいるおばあちゃんのところへ浣腸を持って走ったりするわけで、ドクターヘリのようにはカッコよくいきませんが……。

ちなみに「出前医者」というのは僕の師匠でもある五十嵐正紘先生の「出前医療」という言葉のパクリです。五十嵐先生は日本にプライマリ・ケア（身近で何でも相談に乗ってくれる総合的な医療）

を普及させ、自治医大で「地域医療学」という講座を担当していました。先生は当時すでに地域医療における臓器別・病気別の専門医による医療の限界を説かれていました。

大学病院を辞めて訪問診療を始めることを開業医であった父に打ち明けると、父は開口一番「開業医はしんどいぞ。それでもやるのか」と言いました。僕が黙ってうなずくと、父はぽつりと言葉を足しました。「これだけ医者が増えたんだから、おまえみたいなのが一人くらいいてもいいな」と。

そういえば、昔、家族だんらんのときに父と母がこんな会話をしていました。「いつも来る患者の○○さん、最近、来ないね」と父が言うと、母が「ご病気かしら？」とまじめな顔で答えているのです。

笑い話のようなエピソードですが、動けない患者は医療が受けられないとしたら、これは問題です。診察室に来られない患者がいるなら、医者のほうが出向けばいいのです。僕は大学病院ではできなかった「動く医療」をめざそうと思いました。周囲には「医者もそば屋といっしょだよ。出前(医療)があれば、喜ばれるだろ」なんてうそぶいていましたが、照れずに白状するなら、患者さんときちんと信頼関係が築ける医師をめざしたいと強く思ったのです。

■在宅医療診療所「おやま城北クリニック」開設

こうして一九九二(平成四)年四月、僕は栃木県小山市に「おやま城北クリニック」を開設しました。

バブル景気はしっぽの状態ながらも、まだ続いており、銀行からなんとか融資を受けることができたのは、ラッキーというほかありません。

診療所は、午前中は外来、午後からは往診というスタイルを取りましたが、あくまでも基軸は訪問診療と訪問看護です。開設後まもなく訪問リハビリもスタートしました。旗印は「動く医療」。僕らの仕事は自宅で療養する人たちに医療と看護を「出前」することでした。

当初のスタッフはドクター二人とナース二人の計四人。「患者のためにいいことしようよ」を合言葉に集まった連中です。僕の目論みに賛同し、いっしょに出前医者になってくれた若いドクターは、僕の教え子。二年後に大使館付きの医師としてアフリカに赴任する少々変わり者でした。

そして、ナースの一人は自治医大のICUや外科を経て、地域の病院に務めていた赤木芳枝看護師。彼女も地域の病院で、定期的に尿道のバルーンカテーテルを交換するためにわざわざタクシーを使ってやってくる患者などを目のあたりにし、「私たちが往診に行けば、患者さんは大変な思いをしなくてすむのに」「元気な私たちが動けばいいのに」と、訪問看護の必要性を確信し、従来の病院のやり方に歯痒い思いを抱いていました。バルーン交換のためにタクシーで通院していた、その患者は病院から自転車で十分ほどのところに住んでいて、医者や看護師が往診に出向ければ、病院の待合室で何時間も待たされることはなかったのです。この赤木看護師は、今、アスムスの事務部長として、こまごまとした業務をてきぱきとこなしてくれています。手前味噌ですが、柔軟な心を持った医師や看護師は患者さんからさまざまなことを学ぶのです。

元気な私たちが動けばいい

医療法人アスムス事務部長（看護師・介護支援専門員）

赤木　芳枝さん

「訪問看護ってさ…」――自治医大から定期的に外科手術に来ていた太田先生がこう話し出したときはちょっとびっくりしました。その時、私は地域病院に勤務する看護師でしたが、先生がクールで都会派で、無駄なくスマートな専門医だということは知っていました（笑）。手術も上手でした。実は私も以前は自治医大病院の看護師でした。でも、残念なことに先生とは診療科が違ったのでほとんど接触もなく、先生の人柄は知りませんでした。四半世紀前ですから、私は三十二歳、先生は三十七歳でした。

当時、私は患者さんを通して、訪問看護の必要性を感じていました。敬愛していた自治医大の看護学の教授の「これからは地域よ」という言葉に背中を押され、地域で訪問看護ができないものかと思っていました。だから、「実は開業しようと思ってるんだ。僕のところで、（訪問看護を）やれば？」という誘いは、うれしかった。「患者さんが動けないなら、元気な僕たちが動けばいいんだよ」という思いも私と同じでした。

アスムスは小さな診療所からスタートしましたが、高齢者を抱える家族が無理なく安心して在宅介護ができるように、今ではショートステイやデイケアなどの施設も設け、さらに地域のさまざまな事業所とも連携しています。今でこそ「介護は多職種連携」などといわれますが、当法人の場合は当初から看護師はもちろん、リハビリ職や薬剤師とも連携をとっていました。チームケアです。太田先生いわく「何が必要か——必要なものを一つずつ補っていったら、こうなった」のです。先見の明というより、方向性がまったくブレなかったから、今のスタイルになったのだと思います。

「患者のためにいいことしよう」が先生の口癖ですが、在宅はもちろん、外来での患者に対する姿勢には、頭が下がります。診察時間がどんなに押していても患者さん一人ひとりの訴えにはしっかり耳を傾け、きちんとアドバイスをする。決して手を、いや口を抜きません（笑）。患者さんの立場や公平性をとても大切にしています。また、「その件に関してはオレは素人だから専門家に聞いてみるよ…」と、気になることは躊躇せず専門医や理学療法士、栄養士などに訊ねる。こういうところは私たちも見習いたいですね。根っからの勉強家なんだと思います。動くことが苦にならない人なのです。正義感も強いです。褒め過ぎでしょうか……。

スタッフからは尊敬というよりは愛されていますね。そうそう、〝太田ファン〟の患者さんや利用者さんも多い。「お医者らしくない」「気さくだね」「何でも話せる」「フットワークが軽いよね」と言われていますよ。先生は還暦を過ぎても本当によく動き（働き）ます。最近は自分でも「オレ、回遊魚だから、止まったら死んじゃう」と言っています。二十五年間、みんなに愛され、マグロのように一生懸命働いている先生なのです。

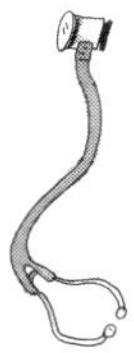

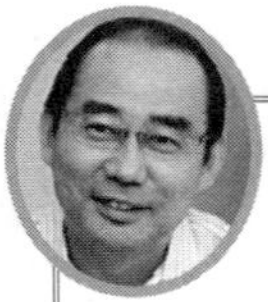

◆看護師は医師より偉い!!◆

かつて“看護婦さん”と呼ばれていた看護婦の呼び名が変わったのは、2011年。保健師助産師看護師法が成立した年である。“婦”が“師”に変わり、看護婦は、看護師になった。「師」は弁護士の“士”ではなく、教師の“師”。なんだか偉そうである。そうか、医師の“師”と同じだから、ライバル同士ということもできるか…。ちなみに婦長さんは“師長さん”である。

僕は医者になった時から看護婦を尊敬していた。それは注射のしかたを看護婦から教わったからだ(この人は教授よりも上手だった)。でも、看護師という呼び名になったら、気軽に冗談など言うと叱られそうな気がした。

「まだ、痛いんだよ」——患者のおばあちゃんの腰痛がいっこうによくならなくて僕が頭を抱えていたら、「先生、原因は漬物石。○○さん、漬物石を運んだんですって。お嫁さんが漬け物をしてくれないから……」と、看護師がおばあちゃんの腰痛がよくならない原因をそっと教えてくれた。それで、僕はおばあちゃんの腰におおげさにコルセットを巻くことにした。おばあちゃんはなぜかうれしそう。割烹着の下からのぞくコルセットをこれ見よがしに見せびらかせて、いそいそ家事をこなしているという。「大丈夫?」「無理しないで」「本当に働き者ね」と、嫁さんだけでなく家族や近所の人が心配してくれるので、なんだか満足げだ。コルセットのおかげで、おばあちゃんの腰痛もよくなり、僕の医者としての面目もどうにか保たれた。

患者の暮らしを知らずには町医者はできないが、患者の本音を握っているのは、実は看護師だ。患者たちに「遠くの名医より近くのヤブ医者」と言われながら僕が偉そうにしていられるのは、看護師のみなさんのおかげなのである。やっぱり看護師さんは昔もいまも偉いのである。

二章

「出前医者」の一日

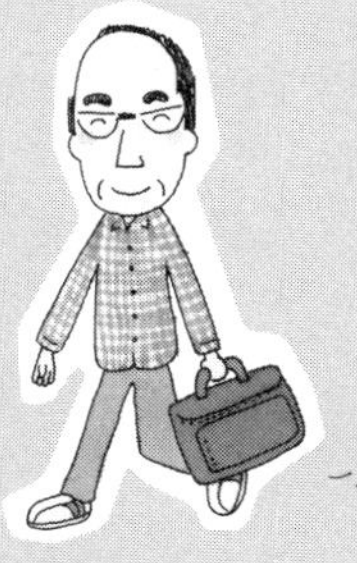

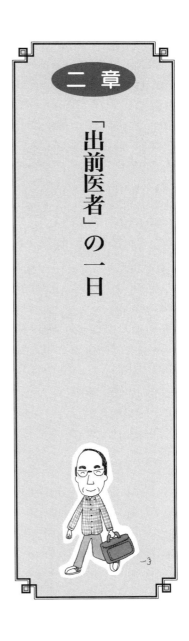

■ただいま診察中

医療法人アスムスには、現在三つの診療所があります。それは、僕が最初に立ち上げた栃木県小山市の「おやま城北クリニック」、栃木市の「蔵の街診療所」、そして茨城県結城市にある「生きいき診療所・ゆうき」です。院長は、それぞれ小坂由道先生、福地将彦先生、荒井康之先生が務めてくれています。現在、僕は法人の理事長という立場ですが、もちろん僕も外来で患者を診ますし、訪問診療にも出かけています。

診察時間は、いずれも午前九時から十二時まで。午後一時から五時までは訪問診療に当てていま

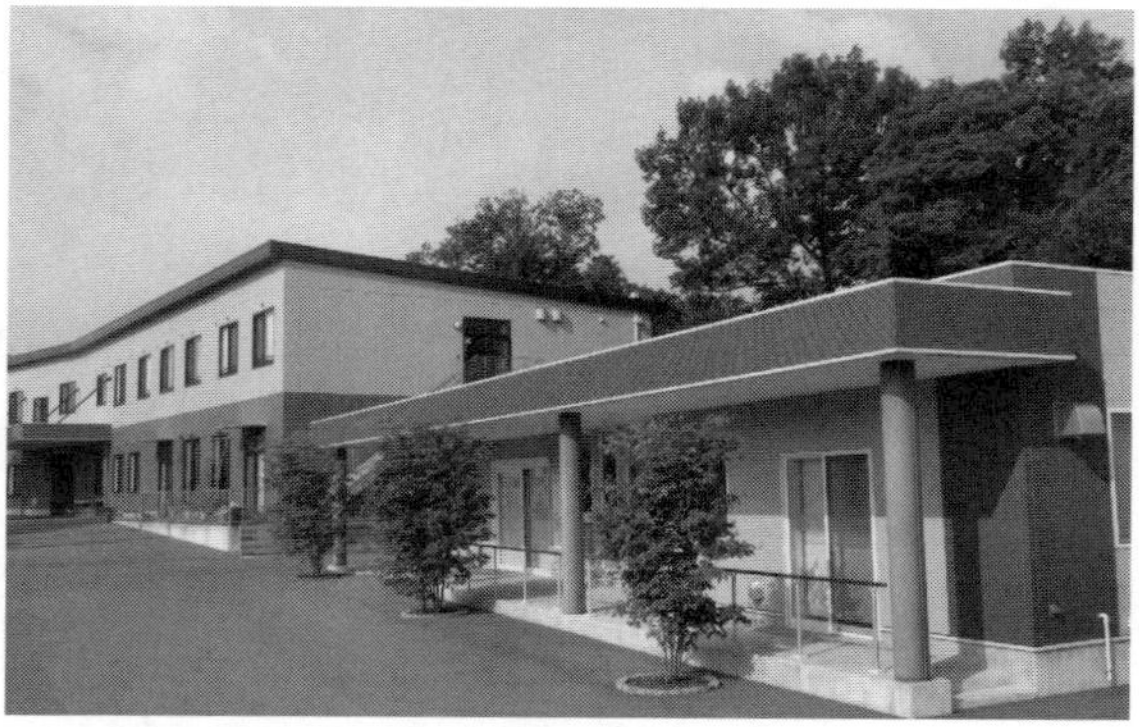

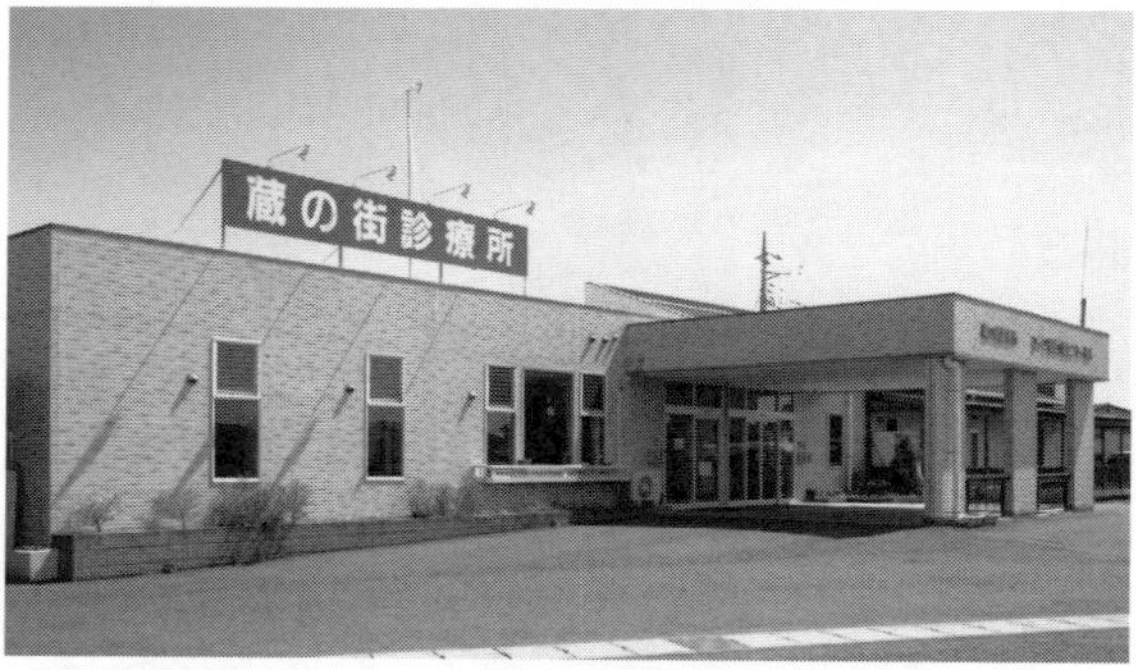

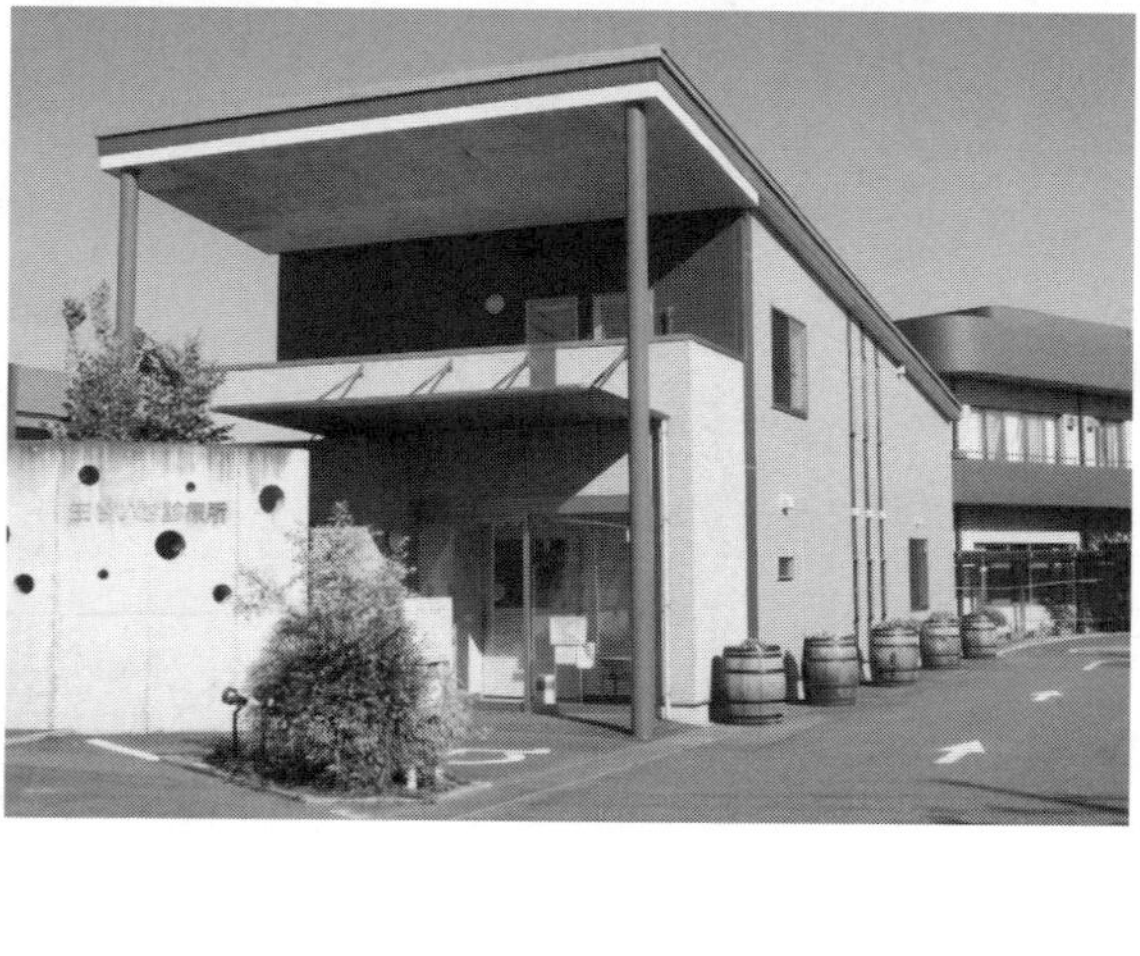

（上から）おやま城北クリニック、蔵の街診療所、生きいき診療所・ゆうき

す。二十四時間対応ですから、緊急往診にも対応。夜間も医師が当番制でスタンバっています。訪問リハビリもやっています。

朝、僕が診療所（おやま城北クリニック）に着くと、「おはようございます」という元気な声が迎えてくれました。この日はスタッフたちが玄関の前の落ち葉を掃いていたのです。まだ、九時には間があるのに患者さんたちがやってきます。ようやく待合室の時計が午前九時をさしました。今日の外来は僕の担当。午後は患者さんのところへ訪問診療に行きます。診療の様子を少しご覧に入れましょう。

最初の患者はAさん。七十代の男性です。高血圧で喘息もあるので、月一回、外来に来ています。今日は奥さんとお孫さんもいっしょです。あれ？　奥さんは右足をちょっと引きずっています。

太田「Aさん、血圧、測るよ」

Aさん「うん。先生がマメに測れって言うから、毎日、測って（記録を）つけてるよ。でも、ここで測ると緊張して高くなるんだよ」

太田「ほう…。患者さんの前では俺だって緊張するよ。奥さん、足、どうした？」

奥さん「先生、昨日、庭にタマネギ植えたんだけど、ちょっと無理したら、膝が痛くてねえ（孫にズボンを捲《まく》ってもらい、膝を見せる）。それと、今日はインフルエンザの予防注射もしなくちゃいけないと思ってね」

太田「（Aさんの）血圧はいいねえ。奥さんの膝、水がたまってるかな。予防接種は今日でなくともいいよ。やっぱりたまってるね（膝を診察）。水、取るか？」

奥さん「うん。予防注射も今日してくださいよ。ここ、太田先生の時はいつも混むからね」

太田「オレ、そんなに人気者かな（笑）。水、取るのは痛くないように細い針でやるかな」

奥さん「太いのでも大丈夫」
太田「足が太くても痛いよ（笑）」
Aさん「水がたまると、突っ張るみたいなんだよ（心配そうに）」
太田「炎症があるからね。畑仕事、無理しちゃダメだよ」
奥さん「この孫が嫁にいくまでは、がんばらんとね（笑）」
太田「そうか。ちょっと痛いよ（注射器の針を膝に当てる）」
奥さん「大丈夫」
太田「女の人は強いね。ほら、こんなにたまってたよ（注射器を見せる）。今日はお風呂はダメ。安静にしてるんだよ。薬、出しとくけど痛かったら一週間後にもう一度来てよ」
奥さん「はいよ。先生の顔、見にくるよ。先生はせがれみたいなもんだから、ね」
診察はいつもこんな調子。患者さんと話をすることで、その人の心身の状態はだいたいわかりま

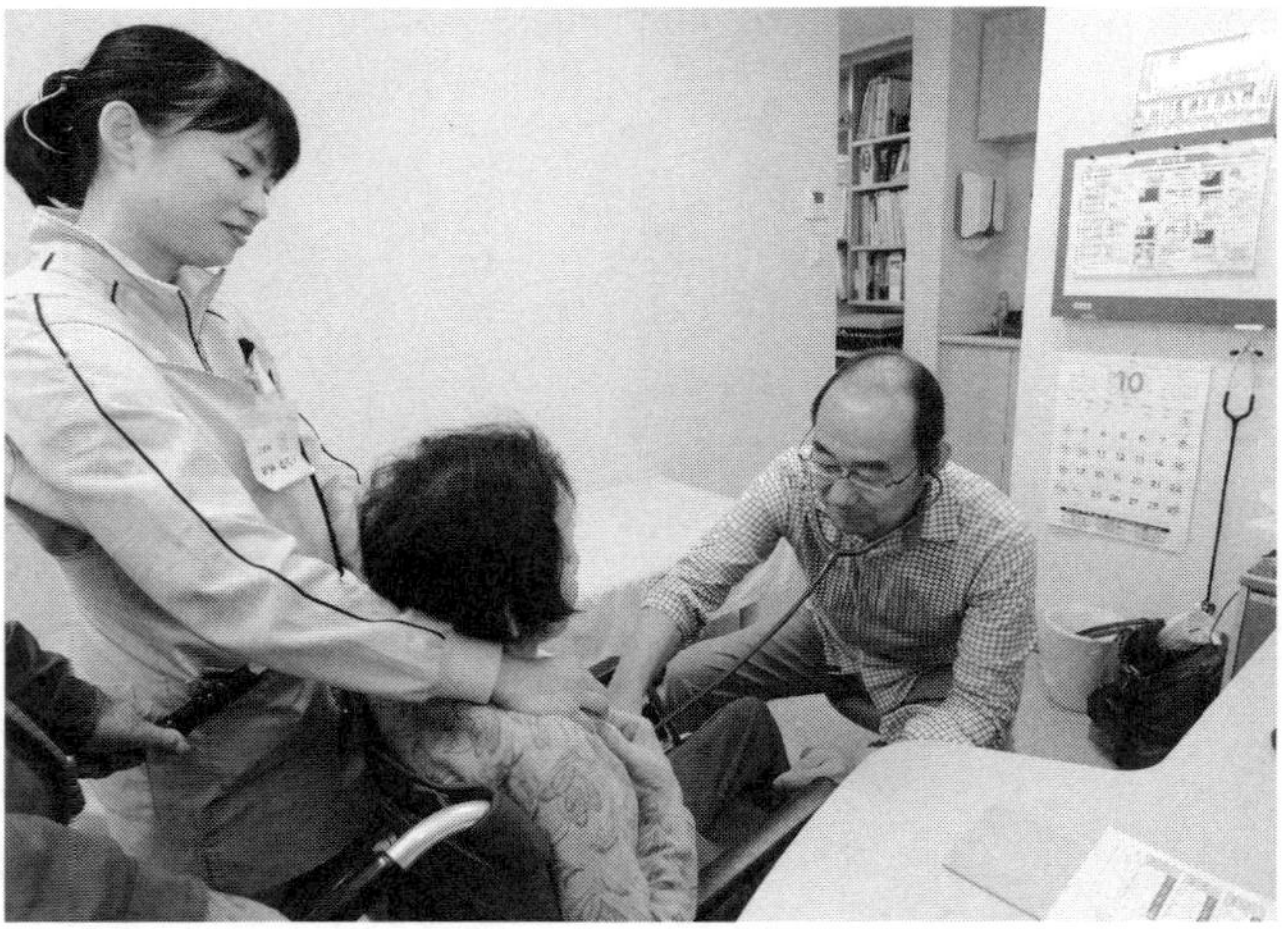
おやま城北クリニックで診察する著者

す。表情が堅いとか、動作がぎこちないとか、言葉が出にくいとか、機嫌が悪いとか――いつもと変わったことがないかを観察します。そして、その原因を探ります。これは訪問診療の時も同じです。世間話から、患者の暮らしぶりや心持ちがうかがえれば、より有効な的確なアドバイスができるのではないかと思っています。

ですから、僕は診察時の患者さんとのおしゃべりを大切にしています。ご家族との場合も同様です。よくご家族から「先生の専門は何ですか」と聞かれることがあります。それは、ほとんどの医者は専門科目を標榜していますから、専門を名乗らない僕は怪しい医者なのかもしれません。今、でも、実は専門はあります。いや、ありました。救急救命を専門とした麻酔科医で、交通事故の外傷や脊髄の病気を専門とする整形外科医でした。手術もたくさんやりました。しかし、今はどんな病気もけがも、性別も年齢も関係なく診る開業医、つまり町医者です。最近では「プライマリ・ケア」という言葉が使われるようになり、僕らのような総合医、あるいは家庭医をプライマリ・ケア医と呼ぶことが多くなりました。

そういえば、外来に来る糖尿病患者のBさんの顔に脂肪の塊ができたことがありました。七十代の女性です。どうしても気になるというので、「切らなくちゃいけないから、きれいに処置してくれる腕のいい皮膚科のドクターを紹介するよ」と言ったら、Bさんは「切るなら太田先生がいい。切ってください」というのです。僕も昔はメスを握っていましたが、いくら高齢といっても女性の顔のことです。僕でいいのだろうか、傷跡が目立ったら困るな、と迷いました。なにしろ、僕ももう還暦を越えていて、目も手元も怪しくないとは決していえないのです。それでもBさんは「先生がいい。先生が切ってくれるなら安心だから」という。それで、覚悟を決めて僕が処置しました。なかなかきれいに取れて、僕もほっとしましたが、このように在宅医はどんなケースにも対応できなければ、務まらないのです。

今ではプライマリ・ケアをやりたいという若い医師が僕のところに弟子入りのような感じでやってきます。このような現象は全国的なものだと思います。これまで僕は在宅医療の啓発のためになればと、高齢者や健康をテーマとした市民イベントや講演会などにも積極的に取り組んできましたが、ここ数年は行政からの講演依頼も増えています。これは行政が在宅医療を推進しはじめたからです。大学院生を相手に在宅ケアについての講義をすることもあります。大学教授は往診の経験がないので在宅医療については語れないからです。在宅医療については開業医の僕らが学生たちに伝えなければならないのです。

さて、十二時を少し回って外来の患者さんの診察は

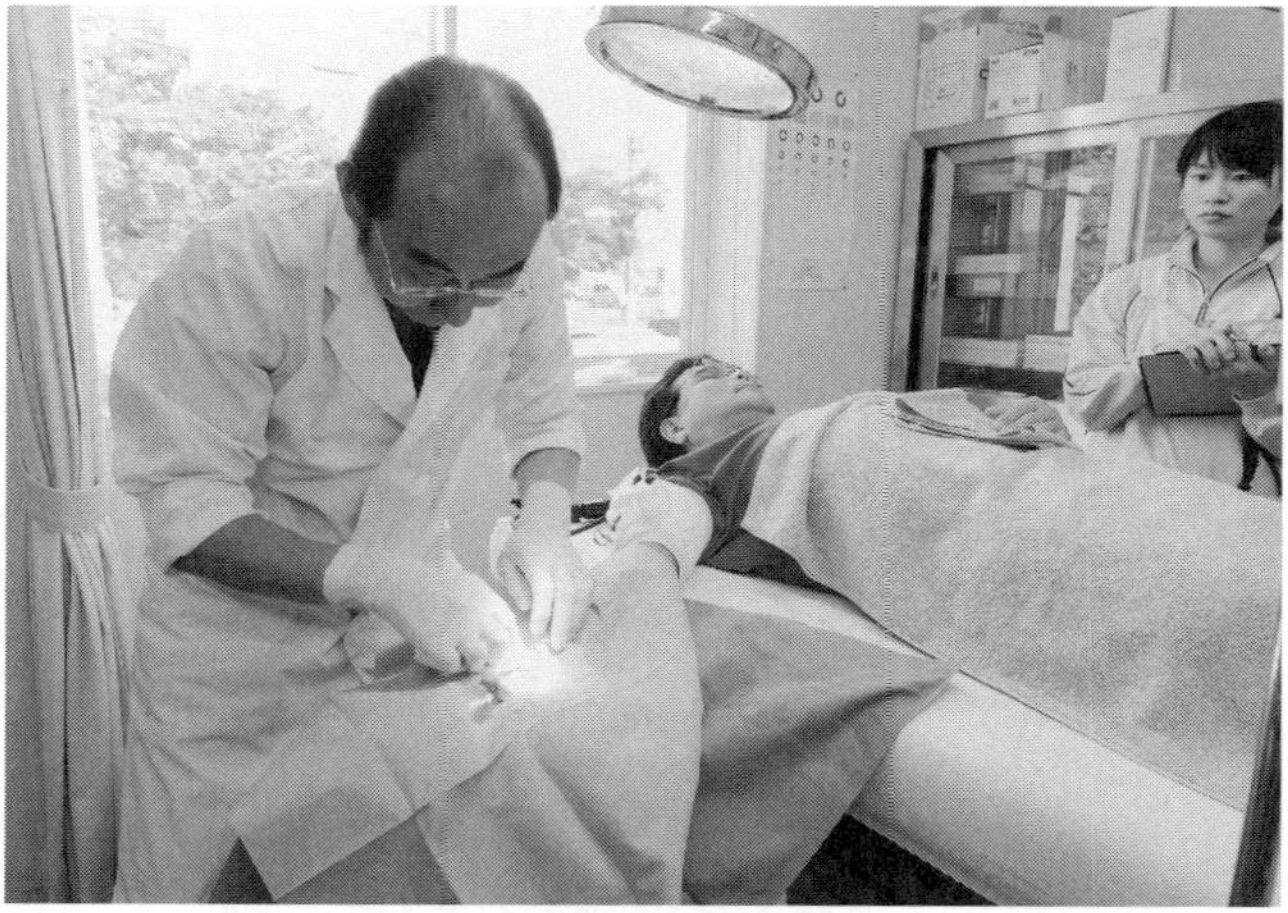

診療所で腱鞘炎の手術をする著者

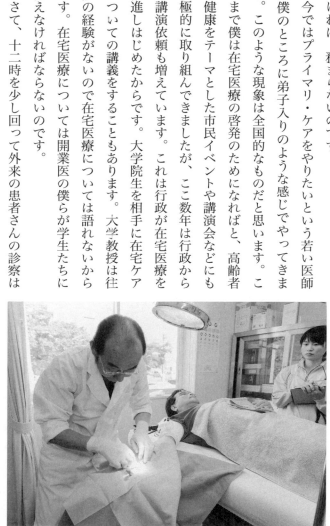

終了。今日の患者数は二十一人でした。これから、昼食。それから午後の往診が始まります。看護師などスタッフはお弁当持参ですが、僕はいつも近くの食堂から出前をとります。おすすめはボリューム満点の、名付けて〝ハイパーオムライス〟か、〝スーパー炒飯〟です。今日はスタッフの一人がデザートに柿を剥いてくれました。今年は庭の柿が例年よりたくさん生《な》ったそうです。

食後の歯磨き（これはスタッフ全員がやっています。口腔ケアは虫歯や口臭だけでなくインフルエンザなどの予防にもなるのです）の後は、カルテを確認したり、往診カバンを整理したりして、午後の往診の準備をします。

■ポロシャツとジーンズ、スニーカー

ふつう、お医者さんといえば、白衣のユニホームを着ています。白衣を着ていないと医者には見えないのかもしれませんが、出前医者の僕はいつも動きやすい普段着です。夏ならポロシャツ、冬はセーター。それにジーンズと、脱いだり履いたりしやすいスニーカーが僕の定番です。

午後の訪問診療が始まります。往診は看護師と二人で車で行きますが、運転は僕がすることが多い（これは僕が駐車のしかたなど運転について、とやかく言うので、運転が得意でない看護師はハンドルを握りたがらないからです）。

なによりも心を使う在宅医療

生きいき診療所・ゆうき院長　**荒井　康之**さん

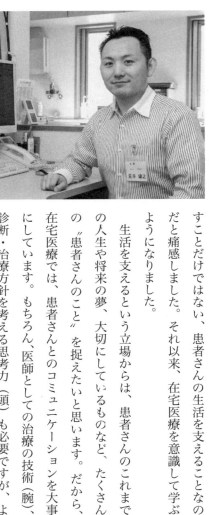

医学部の学生実習で、おやま城北クリニックを初めて訪れた時、在宅医療の力に気づきました。患者さんが心地よさそうに過ごしているのを目の当たりにして、医療の役割は、病気を治すことだけではない、患者さんの生活を支えることなのだと痛感しました。それ以来、在宅医療を意識して学ぶようになりました。

生活を支えるという立場からは、患者さんのこれまでの人生や将来の夢、大切にしているものなど、たくさんの〝患者さんのこと〟を捉えたいと思います。だから、在宅医療では、患者さんとのコミュニケーションを大事にしています。もちろん、医師としての治療の技術（腕）、診断・治療方針を考える思考力（頭）も必要ですが、より大切にしているのは患者さんとのコミュニケーション（言葉）と、患者さんの気持ちに寄り添うこと（心）です。

外来や入院での患者さんとの関わりとは異なり、在宅医療では患者さんの日常の顔、暮らし方が目に見えます。部屋に飾られた写真や賞状なども、それを教えてくれます。患者さんのことを捉えやすいのが在宅医療の特徴でしょう。

こうした患者さんの思いやご家族の思いを実現するために、医師として何ができるのか、常に考え、実践しているつもりです。これがうまくいって、患者さんやご家族の笑顔が見られたときの嬉しさは言葉にできないほどです。医者冥利に尽きます。これが医師のやりがいだと感じています。

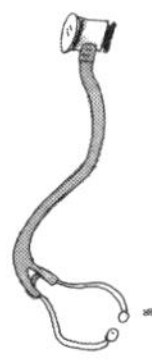

一軒目のCさんは八十二歳の男性です。認知症を発症したのは数年前ですが、もう十年くらい前から僕が診ています。最初、ご家族にご不幸があったようで、「不安でしかたない」と診療所にやってきました。とりあえず診察しましたが、身体的には特に問題はなかったので、話を聞いて「大丈夫。健康のことで何かあったら、いつでもご相談に乗りますよ」と約束しました（僕は、病も住まいも気からだと思います。そして住めば都だ、と）。認知症の症状が少し出てくると、Cさんは時々、ふらりと診療所に現れるようになりました。「先生、どうしよう」と、本当に不安そうでした。僕

が「心配すんな。ずっと診てやるよ」というと、安心して帰って行きました。その後、家族に付き添われて定期的に外来に来るようになりましたが、車の乗り降りが大変になったので、昨年からは月一回、僕のほうから訪問することになりました。

実は「精神科の病院に入院させようか」とお子さんからの提案もあったのですが、話し合いの末、奥さんがショートステイやデイサービスなどを使って在宅で介護をすることになりました。奥さんは明るい人ですが、やはり、ほとほと嫌になることもあるようです。今日、奥さんから聞いたのは「そこらでオシッコしちゃって、私がとがめると『オレじゃない』って言うから、頭にきちゃう！」という愚痴と、「孫のB子からもらったコップがお気に入りで、それでお茶を飲んで水分補給をしてます」という、ちょっとうれしい報告でした。便秘ぎみで「気分が悪い」というCさんに「オレだって三日も出なきゃ、気分悪くなるよ」と言うと、「そうか、先生も同じか」と納得してくれました。僕の言うことには、少しは耳を傾けてくれるようです。奥さんも僕に愚痴をこぼすことで、少しは

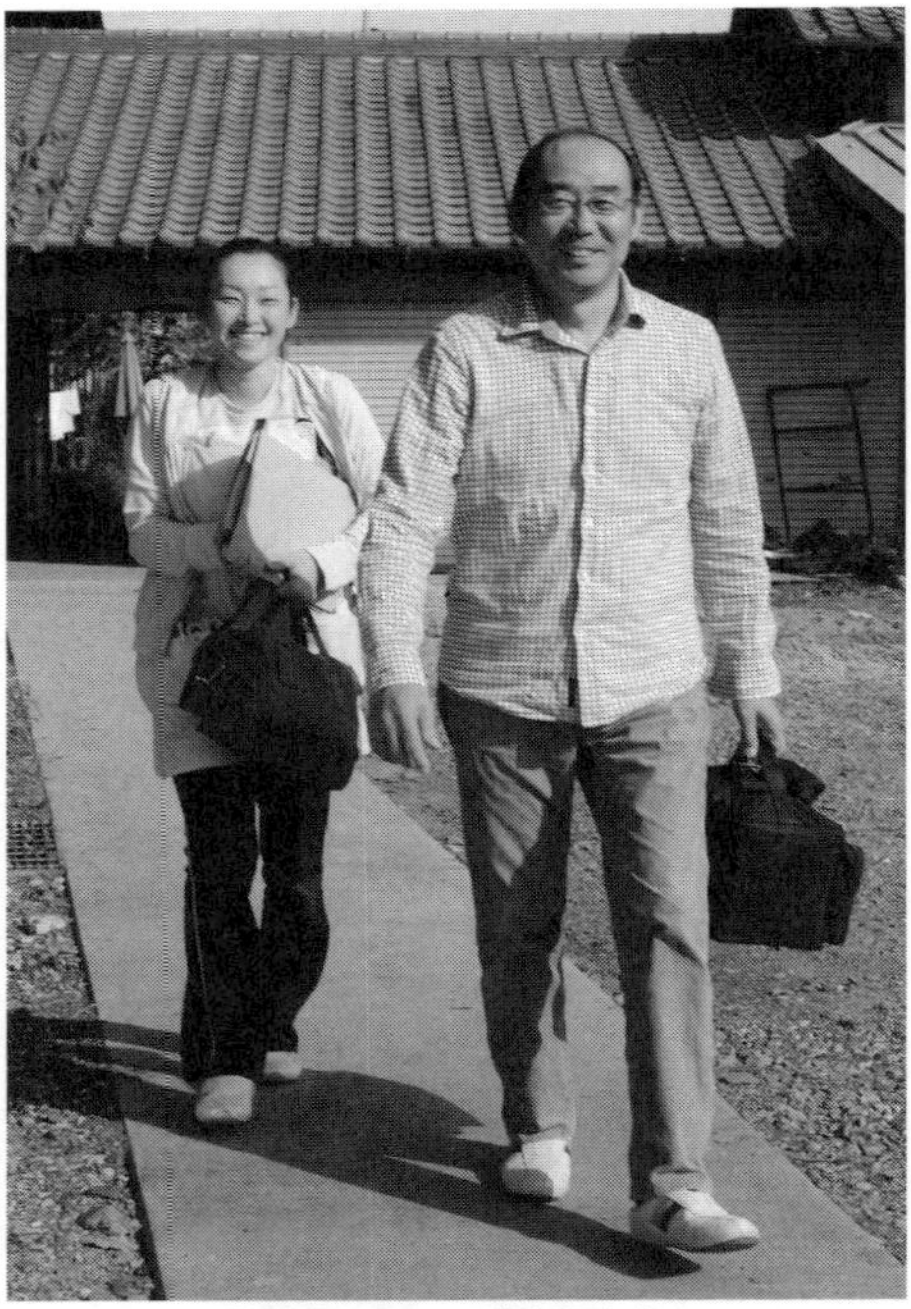
看護師さんといざ訪問診療へ

ストレスが発散できるのではないかと思っています。こういうのも出前医者の役目のひとつでしょう。

午後の往診は通常七〜十軒。だいたい一人三十分くらいが目安です。変形性膝関節症や高血圧などを患っていても元気なお年寄りは多い。ただし、軽度な認知症や老人性難聴の場合も少なくないので、じっくり話を聞いて、患者が何を訴えたいのかを聞き取ることが重要になります。

この日、九十二歳のDさんの奥さんから、高血圧で塩分制限が必要なのに、せっかくつくった薄味の料理にご主人が醤油やソースなどの調味料をじゃんじゃん掛けてしまうので困っているという訴えがありました。Dさんは奥さんを横目で見ながら「先生、味が薄いとまずいよね」と言います。Dさんは昔に比べると、かなり食が細くなっています。それで、僕は「百歳を目標にして、それまで楽しく生きようよ。若い時のように、たくさん食べないのだから、少しくらい味が濃くてもいいよ」と答えました。Dさん夫婦は納得してくれました。これは僕の正直な意見です。血圧もコレステロール値も当然、適正な数値（基準値）とい

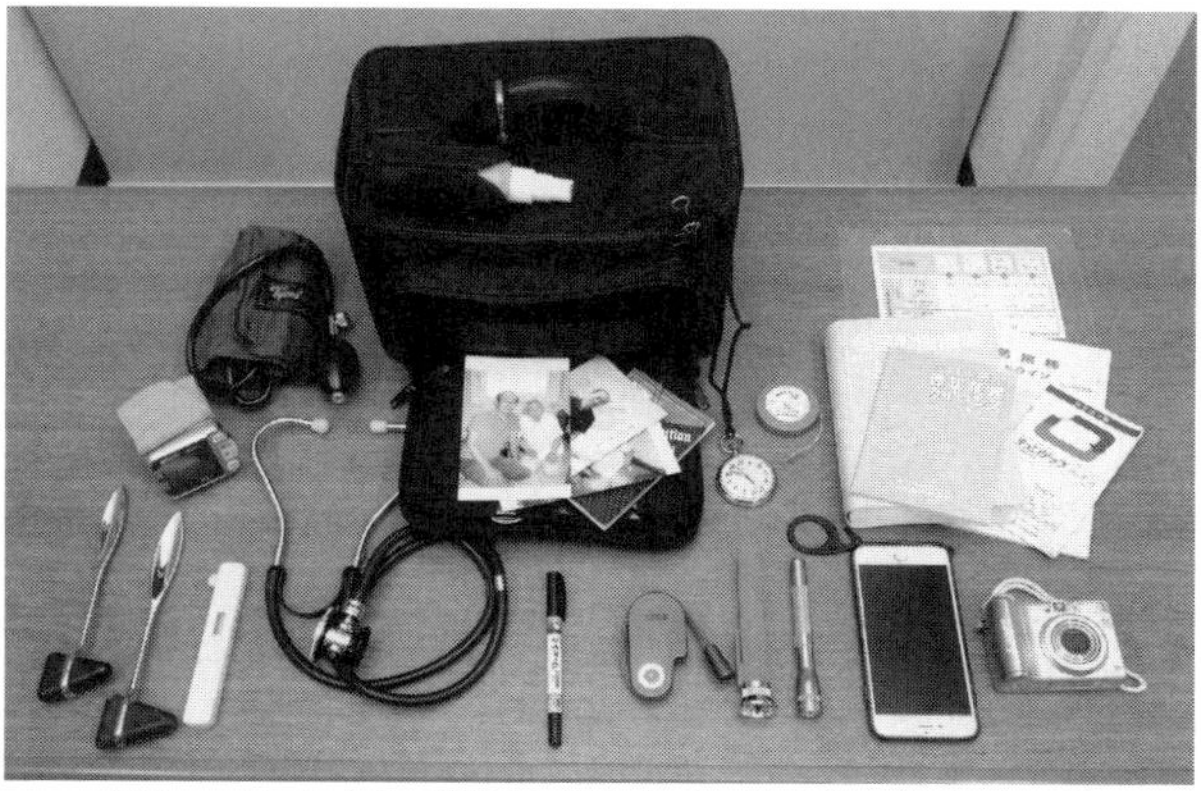

往診カバンと中身（愛用の往診カバンは布製の化粧バッグ）

うのはあります。が、基準値から少しはずれているからといっても生活に支障がない場合は、それほど気にしなくともいいと思うのです。特に八十歳以上の高齢者の場合はデータだけでは判断がつきません。百歳まで元気に生きている高齢者がみなデータ的に見て完璧だということはありません。高齢になると、体がどのように変化するのかという基礎医学は、まだ研究のさなか。これまでには見られなかった急速な高齢化のなかで、ある意味、高齢者は〝新人類〟といえるのかもしれません。

今日の往診では、脳卒中の後遺症が残る九十歳のEさん（女性です）が玄関まで見送りに来てくれて、僕に握手を求めてきました。Eさんは一人暮らしですが、東京にいる子どもさんが「母は栃木の家が好きなので病院や施設には入れたくない。東京に呼び寄せるよりも、これまで通り自宅で気ままに暮らしてほしい」とヘルパーに二十四時間のケアを依頼し、自宅療養に踏み切りました。Eさんの容態は安定していて、穏やかな毎日を送っています。いろいろな考え方がありますが、やはり本人が暮らしたい場所で暮らせるのが一番だと思います。

在宅医というと、どうしてもお年寄り専門のように思われがちですが、うちの診療所は年齢や性別、障害にかかわりなく医療を必要としている人のところを訪問します。子どものケアもします。

F君は今十七歳ですが、かれこれ十年のおつきあい。脳性麻痺と癲癇《てんかん》があり、病院に入院していましたが、やはり家族のいる自宅がいいと、人工呼吸器をつけて自宅療養することにしました。今は胃ろうもしています。状態が安定している時は、うちの看護ステーション（わくわく訪問看護ステーションおやま）の看護師が月二回訪問し、健康チェック。お母さんからF君の心身の状態などを詳しく聞き、介護のしかたなどをアドバイスしています。もちろん、何かあれば、僕も飛んでいきます。数年前、F君が自宅で骨折してしまい、ポータブルレントゲンを持って駆けつけたことがあります。今では、在宅でも医療機器を使えば、かなり高度な医療が可能なのです。

■在宅だからこそできる質の高い医療

在宅医療は、病院より質が低いと思っている人は少なくありません。しかし、在宅でもレントゲンやエコー（超音波検査）などはできます。大きな手術はできませんが、外傷の縫合くらいは十分に行なえます。

在宅と病院の医療の質を数値解析して比べたら、在宅より病院のほうが医療の質は高いかもしれません。が、生活の質を重視した医療ということなら、在宅のほうが格段にいい医療を提供できます。たとえば、お年寄りががんになったとします。病院で診察を受け、がんを小さくするために放射線を当てます。その結果、がんは半分の大きさになりましたが、だるくて寝たきりになり、そのあげく亡くなるとしたら？　それよりも自宅で緩和ケアをして、好きなものを食べて家族と暮らすほうが生活の質は高いといえると思います。これは考え方にもよるので、病院で最先端治療を受けたい人は受けたほうがいいと思いますが……。

では、在宅ではどんな医療ができるのでしょうか。実は在宅で使える医療機器を駆使すれば、かなり高度のことができます。僕らがこのあいだまで使っていたポータブルエコーは重さ約二キロ。プローブという探索子を聴診器のように患者の体に押し当てて使います。今ではスマートフォンみたいな小型のエコーも登場しています。僕はもともとは整形外科医です。整形外科の診断はレントゲンなしにはできません。ですから、必要があれば、ポータブルレントゲンを持って往診に行きます。血液検査も在宅でできます。災害時などの停電が心配ですが、人工呼吸器も使えるのです。

そうそう、在宅のいいところは、院内感染が起きないこと。それから、たとえば、ベッドの上で生活している人が骨折したとすると、病院では手術して治そうとする。整復して骨や関節のズレを治してプレートで内固定するのです。が、在宅なら、ギブスを巻いて安静にしていてもらいます。これで六週間もすれば、骨は必ずつきます。寝たきりの人の場合は、治っても歩かないわけですから、リハビリの必要はありません。痛みが取れて、今までのような生活ができればいいと思うのです。こういった骨折などの場合は、在宅で治療するほうが患者も安心して療養できるし、生活の質も高くなるといえるでしょう。

僕は大学にいた頃は、電気生理学が専門でした。それで、研究には動物を使いました。動物と人間をいっしょにすると、けしからんと言われるかもしれませんが、実験でブタを使うことがありました。ブタはとても神経質な動物で、〝ブタ屋さん〟から買ってきたブタをそのまま使って手術をすると、ほとんどが死んでしまうのです。原因はストレスです。だから、ブタを買ってきたら二〜三カ月飼育して、環境に順応させせます。すると、手術をしても死にません。つまり、動物は環境が変わったとたん、ものすごいストレスを感じるのです。これは人間も同じ。特に認知症などの虚弱な高齢者が住環境を変えるのは好ましくありません。この研究は一九八〇年代のイギリスで行なわれていましたが、トランスファー・ショックとかリロケーション・ダメージといいます。入院医療か在宅医療かの選択は、環境を変える不利益を配慮する必要があるのです。

高齢者の死因として、まず挙げられるのは肺炎ですが、この治療も在宅でできます。抗生物質による治療ですから、決して無謀ではありません。必ずしも高齢者の入院がベストではないということは、すでにお話ししましたが、入院して、せん妄状態になり、向精神薬を使われ、その結果、活動性が低下してしまうこともあるのです。これが筋肉の萎縮により臓器の機能が低下してしまう廃用症候群です。この状態が進むと食事ができなくなり、チューブ栄養になる——胃に栄養を送り込むための胃ろうをつくってしまうと、多くの患者は自宅に戻れなくなります。僕は、これを「悪魔のスパイラル」と呼んでいます。高齢者の場合、できるだけ環境を変えずに、住み慣れた場所で治療を継続することが重要だと思います。

■胃ろうのチューブ交換も在宅で

胃ろうは、口から食事が摂れない人の栄養補給法のひとつです。お腹の外側に胃に通じる小さな穴を開け、ここにカテーテル（チューブ）を通して、直接、胃に栄養を入れます。本来は、お腹に開けた、この小さな口を胃ろうといいます。

　僕は回復の可能性がなくなった患者さんに胃ろうをするのは反対です。ただし、患者さんが成長過程の子どもだったり、回復の可能性がある患者さんの場合、むしろ胃ろうをつくることは大事なことです。たとえば、神経系の難病は進行しますが、すぐに死に至るわけではありません。こういう場合は、積極的に胃ろうをつくって、栄養を補給する必要があります。患者本人に判断力があるなら、本人の意志を尊重すべきだと思います。

　しばしば病院で胃ろうをつくって退院してくる人もいます。胃ろうのチューブは胃液にさらされるため、定期的な交換が必要になります。僕は、こういう人のチューブ交換はできるだけ在宅で行なうようにしています。これは、先ほどもいいましたが、高齢者にとっては療養環境が変わらないほうが望ましいからです。胃ろうのチューブ交換のために入院して、そのまま家に帰れなくなる人もいます。だから、患者さんの家で安全に交換できるなら、僕たちがやったほうがいいと思います。

　交換の際にチューブが胃袋の中にちゃんと入っているかどうかですが、昔は食紅や抹茶で色をつけた水を注入し、チューブ内に色水がしっかり流れているかどうかを確認していました。が、今では内視鏡できちんと確認することができ、在宅でも安全に胃ろうチューブの交換ができるようになりました。ただ初回は、瘻孔《ろうこう》（手術でつくった導管の開口部）が完全ではないので、リスクがある時は病院に行ってもらいます。

■在宅医療の決め手は療養環境の整備

今の時代は、医療機器が格段に進歩しましたから、在宅でもさまざまな治療ができます。患者さんが望めば、自宅でレントゲンを撮ることも可能です。在宅で療養をしていた肺がん末期の患者さんの希望でレントゲンを撮ったことがあります。「肺にあるがんがどうなっているのか知りたい」というのです。幸いなことにがんは大きくなっていませんでした。それが闘病中の患者さんの大きな励みになりました。

また、ここ数年、小児の在宅医療が増えています。これは、低体重の赤ちゃんが増えているからでもあります。五〇〇グラムくらいで生まれてきた赤ちゃんでも、そのほとんどはＮＩＣＵ（新生児集中治療処置室）で立派に育ちますが、なかには生まれつき障害があったり、命は助かったけれど障害が残ってしまう子どももいます。この子たちの多くはチューブで栄養を摂り、人工呼吸器を必要とします。しかし、小児の在宅医療は親の愛情、つまり介護力があれば大丈

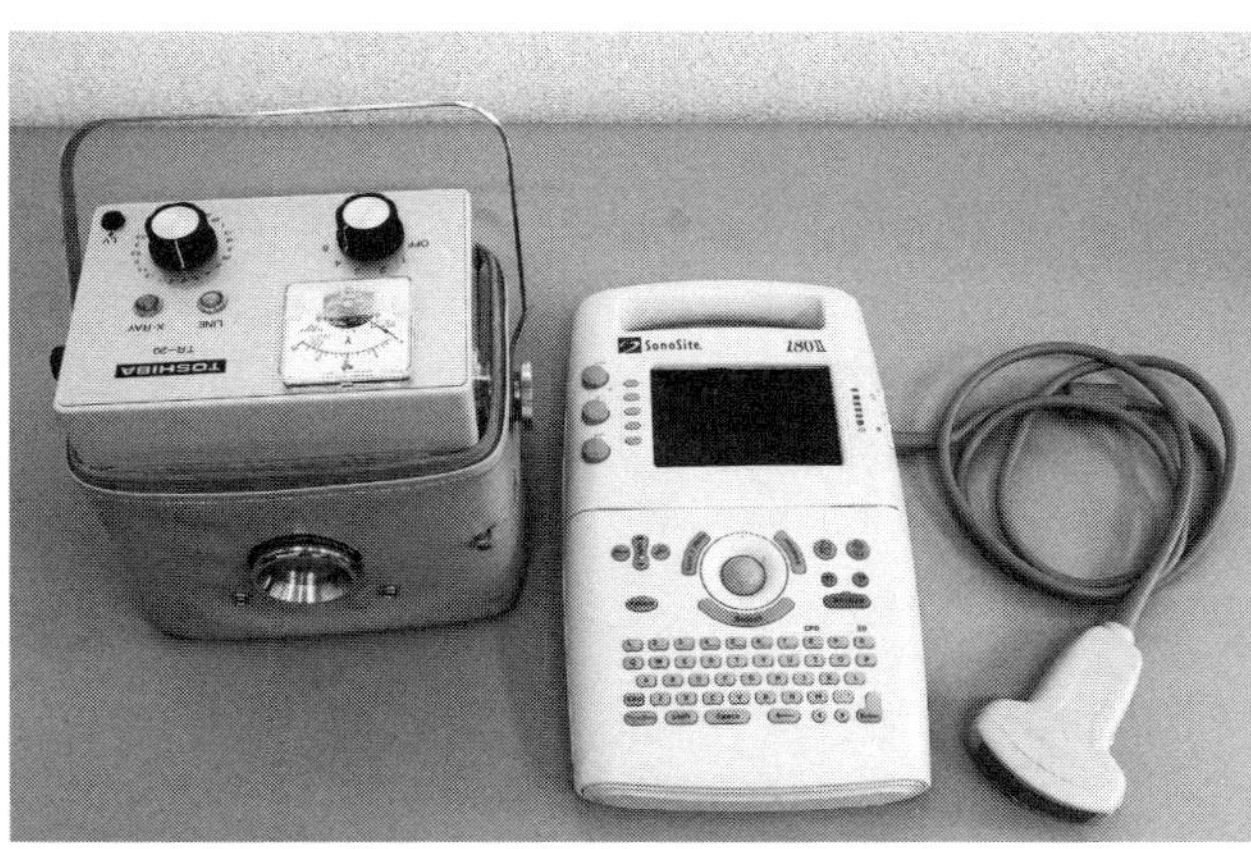

在宅医療で使われる機器（左：レントゲン、右：エコー）

夫。本当にうまくいくのです。つまり、重症の小児患者でもチューブ栄養と人工呼吸器と家族の愛があれば、自宅でも介護できるのです。

医療機器ではありませんが、スマートフォンも本当に便利です。僕の診療所は、開設当初から訪問看護師が在宅医療の中心でしたが、今では訪問中に気になることなどがあれば、看護師たちは患部の写真を撮って写メールで僕のところに送ってきます。外来の時、僕はいつもパソコンの前にいますから、受信した画像を見て、看護師に連絡。詳しい話を聞くことができます。リアルタイムで指示が出せるので、入院している患者さんと比べても、処置のしかたにほとんど遜色はないと思っています。

せっかくなので、外傷の処置についてもお話ししましょう。これも在宅でやります。うちの場合、外傷は緊急往診の五％くらいです。転倒したり、車椅子から落ちたりしてけがをするのですが、そういう時に救急車を呼ぶことは、ほとんどありません。数年前、認知症で在宅酸素療法を行なっている患者さんが転んで、おでこをガバッと切ってしまったことがありました。酸素を吸っている認知症の患者を車椅子に乗せて、病院に連れて行くのは困難です。それで、僕が往診して患者の家で縫合処置をしました。病院に行くと、処置した医者は必ず「明日も消毒に来てください」と言います。これは認知症の高齢者にとっても家族にとってもありがたくない。出前医者なら、患者の自宅で傷口を縫って、数日後に抜糸するだけです。その間のケアは訪問看護師がいれば十分です。それまでの治療も継続して行なえますし、家族の負担も少なくてすみます。

これまでの経験から僕は在宅医療に必要な条件は、介護力と看護力、そして療養環境の整備だと確信しました。この場合の「療養環境」はもちろん、最新医療機器の有無だけではありません。患者にとって居心地のいい場所が最適の療養環境といえるでしょう。家族や周囲の人に患者を介護する覚悟（気持ち）があり、二十四時間三六五日、往診可能な医療スタッフがいるなら、自ずと療養環境は整うはずです。

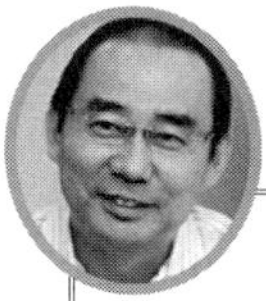

◆思い込まず何でも聞いてください◆

医学用語にはドイツ語が語源のものが多い。患者に聞かれてはいけない話をする時には便利だが、最近では患者がこういった情報もテレビや雑誌などでしっかりキャッチしているので、うかつには使えない。

ある時、原因不明の発熱が続いていた患者に「先生、もうそろそろ“ゼク”ってやつをお願いしますよ」と言われた。ゼクは「ゼクチオン」の略で解剖のことだ。原因不明の病気で亡くなった人を解剖することはあるが、生きている人には当然、用いることはできない。それで、僕は「それは、できるとしても一生に一回だけだよ」と答えた。また、ある時は、良性腫瘍のガングリオンをがんの一種と聞き間違えてふさぎこんでしまった患者がいた。

これらは笑い話のようなものだが、医者と患者のコミュニケーションと信頼関係の問題ともいえる。やはりインフォームド・コンセントが重要なのだ。

■出前医者と極道

出前医者の一日をご紹介しましたが、あくまでも、これはある一日の大枠のようなものです（実際には、こまごまとした用事もいろいろとあるのです）。「けっこう、ゆったり仕事をしてるな」と思われた方もいれば、「在宅医って、あれこれ忙しいんだなあ」という感想を持たれた方もいると思います。

そこで、出前医者ならではのエピソードもお話しすることにします。在宅医療は、性別も年齢も病気や障害の種類も問わないと言いましたが、もちろん、医者は患者の職業も問いません。ですから、町医者をやっていると、いろいろな人とふれあうことになります。病気は職業を選びませんから、僕の外来には芸能人、政治家、宗教家、果ては暴力団員までやってきます。診察は、まず問診から始まりますが、これはちょっとした事情聴取みたいなもので、好奇心旺盛の僕にとっては知らない世界がのぞけるといった楽しみでもあるのです。

さて、それは十一月のことでした。外来の時間が終わりかけたころ、社会福祉協議会のSさんから電話がありました。彼はもとは市役所の職員ですが、介護保険制度の説明会を出前で行なうというサービスを実施したアイデアマンです。このサービスは市民が役所に足を運ぶのではなく、三人以上集まれば、役所の職員のほうが会社や家庭に出張して説明会を開いてくれるという画期的なものでした。

彼とは、僕が講師をお引き受けした講演会や講習会を通して知り合い、「コミュニティケア研究会」と銘打った飲み会で二カ月に一度は杯を交わしていました。その彼の電話口の口調は、いつになく重いものでした。

「先生、やっかいなケースなんです。ふつうの先生じゃ、きっとダメです」

「おいおい、俺はふつうじゃないのか」

「いや、そんな意味ではないんですが……」

「どんな症状なの？」

「実は、〝カマチュウ〟と呼ばれる、札つきのやくざ者なんですよ。勝手に中央病院を退院してしまって、薬も飲まないし、訪問しているヘルパーさんが心配してるのですが……」

なるほど、だいたい話は飲み込めた。僕は「入院経過のファックスを送ってよ」と言って、電話を切りました。これが往診承諾の合図です。

すぐに中央病院からファックスが届きました。僕は、それを読んで少しあわてました。自主退院したという鎌本忠太郎（仮名）、七十八歳――、通称「鎌忠親分」は、相当な重症でした。脳閉塞を患い、半身不随のうえ、頸椎の病気で脊髄に麻痺もあり、歩行は困難とあります。専門的には痙性不全四肢麻痺という病態で、両手両足がうまく動かず、通常は車椅子が必要です。この状態では、ふつう一人暮らしは無理です。日常生活において全面的に介助が必要だといっても過言ではありません。鎌忠はいったい、どんな生活をしているのでしょうか。僕は少しでも早く診察したほうがよいと考え、その日の午後に往診に出かけました。風が冷たく、陽が陰るといきなり冬を感じさせる日でした。

鎌忠の自宅は、こぢんまりとした平屋の日本家屋で、寒々としていました。家財道具は質素でしたが、一人暮らしのわりにはきれいに整理整頓されていました。鎌忠は、招かざる客にいぶかしげであったものの、人恋しいのか雄弁でした。驚いたことに、彼は二本の杖を駆使して、家の中を自らの足で移動していました。立ち上がるのに五分、便所まで五分かかると自慢げに話します。そんな状態だから、しょっちゅう転倒するらしい。体のあちこちに打撲の跡や痛々しい擦り傷がありました。

病院から自宅に戻ってきた理由を訊ねると、いきなり表情が険しくなり、「あの偉そうな若い医者はとんでもねぇ。ヤツの世話にはならねぇ」と言い捨てました。リハビリをやらせてくれといったにもかかわらず、一方的に車椅子生活を宣告されたのだというのです。病院側の言い分は聞いていませんが、「こんな病院にはいられないから」と、すぐに帰ってきたという行動力は、潔くて気持ちがいいと思いました。

そもそも入院期間の短縮は、国家的な課題です。患者自らそれを実践しているというのは、まことに時宜を得た誇れる行為ではないでしょうか。医師の意見に迎合せず、自らの考えを主張し、積極的に行動に移したのは立派なことです。病院側の合意を得ない退院は問題ですが、リハビリができきない入院に意義を見いだせなかったことは誰にでも納得できます。

とはいうものの、「病院には二度と行かねぇぞ」と子どものような幼い主張を貫いている彼に、その意地を捨てさせるのは難しい。かといって、このまま不安定な血圧や全身の筋肉痛と闘いながら医療のない生活をさせるのは、なおさら忍びない。

「私が往診しても、あなたの病気を治すことはできません。でもね、しっかり薬を飲めば、悪くなることは予防できます。効果的なリハビリの方法を教えることもできます。そうすれば、もう少し快適な生活になると思うけれど、来週また来てもいいかな」と、僕は訊ねました。彼の表情は依然として険しいままでした。人を信頼する素直な心などとっくにどこかに捨て去ってしまったのでしょう。いきなり往診に来た医者の提案など受け入れるわけはありません。間の悪い沈黙が続きました。

ところが、彼は「それじゃ、先生、ひとつよろしく頼みます」と、麻痺のある身体で、ぎこちなく頭を下げたのです。こうして鎌忠の訪問診療が始まったのです。

僕は、まず医者としての経験から、八十歳に近い、重い障害を持つ男がひとりで暮らそうとしていることに驚かされました。豪放磊落《ごうほうらいらく》な暮らしぶりで家族から捨てられ、やくざな生きざまで友達を失い、そして今や全身に重度の障害を抱えながら社会から隔絶され、ひっそりとした孤独な生活を送っている。それなのに、この男はへこたれるどころか生きることに貪欲なまでも前向きなのです。みじめさは微塵も感じさせません。その強靭な精神力には本当に敬服しました。

少しリハビリすれば、歩けるようになるはずの患者が寝たきりでいる。文句は言うけれど、生活のいっさいは介護者任せ。オムツを当てられ、ペースト状のご飯を口に運ばれ、毎日天井を見ながら、ただ生かされている――これまで僕は、そんな人をあまりにもたくさん見てきました。なぜ、積極的に生きる意欲を持てないのか。たとえ身体が動かなくても頭を使えば、魂だけでも人間らしく生きられるはずではないのか、と思うことも少なくありませんでした。寝たきりになるまでの彼らはまっとうな人生を送っていたかもしれません。が、ここにきて、札つきといわれる社会の厄介者である鎌忠には太刀打ちできないのです。今の鎌忠の姿は、自立する高齢者の模範です。尊敬されるような経歴がなくとも、人間としてのすばらしい生きざまを見せています。こちらが訊ねない限り、「つらい」とか「痛い」とかの戯れ言はいっさい口にしません。

「痛みますか」

「そりゃーぁ、いてぇよ」

「つらい時のために痛み止め出しときましょう」

「一応、もらっとくよ。が、我慢できる限りは我慢するよ。甘えちゃいけねえ」

こんな男でした。

何回か訪問するうちに、鎌忠は「先生とは気があう」と言い出しました。権力に物怖じせずに自己主張できるところが、もしかしたら僕の気質と通じるかもしれませんが、気があうと言われても……。でも、悪い気はしませんでした。いつのまにか月一回の訪問診療では世間話に花が咲くようになりました、刺青《いれずみ》についての情報もたくさん得ました。いくらかかるか、どのくらいの時間がかかるか、色を入れる時期や模様の意味も教えてもらいました。「痛かったかい」などと訊くと、「あんたは医者だろうに、針、刺しゃいてぇに決まってら」と返されます。喧嘩や殺傷事件、警察の手入れ、投獄の武勇伝、それから警官の買収方法など話し出したら止まりません。今となっては時効ですが、生き証人から聞いた裏社会の話は生々しくリアリティに富んでいておもしろかった。「女はババアになっても姐さんって呼ぶんだよ」と、孫のいるようなヘルパーさんを〝姐さん〟と呼んでいました。僕は、その響きの美しさにちょっと感動したりもしました。

鎌忠は、言いたいことをはっきりいう男で、それは本質を鋭くついてもいました。僕が訪問診療を開始する前、往診に行った女医さんが激しく罵倒されたことがあったといいます。原因は血圧です。

「今日はたけぇな」

「いえ、正常です。ちょうどいいです」

これだけの会話が彼を怒らせました。

「WHO（世界保健機関）だかなんだか知らねぇが、そんな連中が正常と決めても俺は血圧が高い時は調子がいいんだよ。適当なことをいうんじゃねぇ」と、鎌忠は言ったそうです。平均寿命を過ぎた高齢者の正常値（基準値）という考え方には医学者ですら疑問を呈している昨今、実は彼の主張こそ間違ってはいなかったのです。

彼とのつきあいは、こんなふうに一年近く続きました。ある日曜の朝、ベッドのかたわらで息絶えていた鎌忠を〝姐さん〟が見つけました。誰に看取られることもない死でした。しかし、決して淋しい死でも悲しい死でも惨めな死でもありませんでした。孤独死でもありません。彼の人生観を昇華させた尊厳ある誇らしい最期といえるでしょう。僕は、信念を貫き、自分らしく生きた極道をときおり友達のように思い出します。

出前医者には、こんなエピソードがいくつもあるのです。

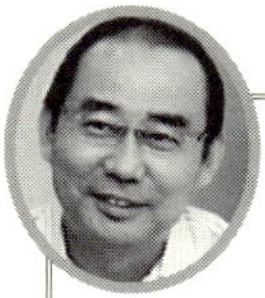

◆おばあちゃんの名前は？◆

僕の患者さんは、お年寄りがほとんどだ。もし、うちの診療所に20代の女子が診察に来たら、僕は勝手がわからず手が震えてしまうかもしれない。もちろん、うちの患者さんは女性ばかりだが、みな“過熟女”であるから心配はないが……。

最近の子どもたちはキラキラネームとかいって、読み方も発音もユニークな名前が多いが、僕の患者さんの名前は正統派でカタカナ2文字がほとんど。きちんと分類・整理できるのがいい。まず、植物系。これはマツ、ウメ、タケ、スギ、マメ、ハギ、ツタなど。キリやリュウ（柳）はハイカラなほうか。花系ではハナ、キク、ユリ、ラン、フジ、サクラなど。動物系ではクマ、トラ、ツル、カメ、マスなど。スズ、キン、ギンなどは鉱物系に分類できる。季節系では、ハル、ナツ、アキ、フユ。そしてキサラギ（二月）なんていう名前もある。

先日、猫を何匹も飼っているお宅に往診に伺った。おじいちゃんが大声で「タマ、タマ」と呼ぶので、お気に入りの猫はどんなんだろうと待っていたら「なんですか」とおばあちゃんがすまし顔で出てきた。これには、まいったなあ……。

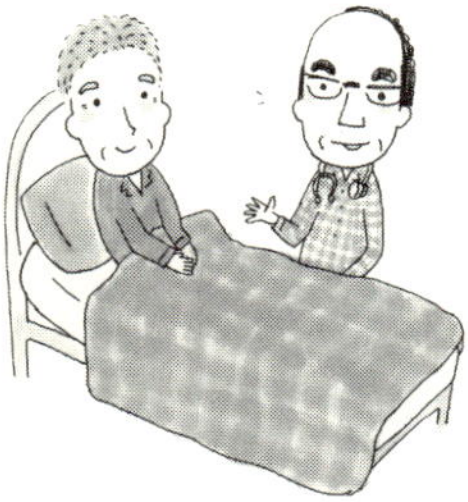

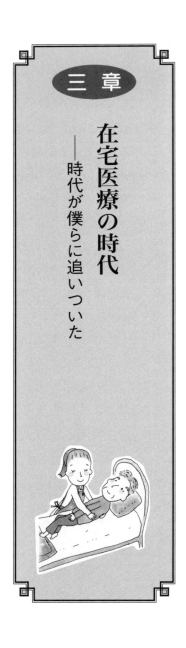

三章

在宅医療の時代

——時代が僕らに追いついた

■病院死と在宅死が逆転

ホスピス医であった山崎章郎さんが『病院で死ぬということ』（主婦の友社）という本をお書きになったのは一九九〇（平成二）年のことです。映画（岸部一徳主演、市川準監督）にもなったので、ご記憶の方も多いと思います。山崎さんは、この本で尊厳をもって人生最期の時を過ごすことが可能なホスピスの必要性を訴えました。ホスピスはがんの緩和ケア病棟ですが、そこでのケアは終末期医療に共通する普遍的なものといえます。その後、山崎さんは、地域で本格的に在宅医として活動を始めます。そして、二〇一二（同二十四）年、在宅医の立場から『家で死ぬということ』（海竜社）を上梓されました。

もちろん、昔も今も病院で最期を迎える人は少なくにありませんが、「尊厳をもって人生の最期を過ごす場所」ということになると、病院はふさわしいとは言い難い場合が多いのではないか。

しかし、現在でも日本で亡くなるがん患者の約九〇％、全体（がんも含めて）では約八〇％が病院や診療所で最期の時を過ごしているといいます。病院や診療所で死ぬ人の割合は、オランダ三六％、スウェーデン四二％、アメリカ五六％など欧米諸国のデータと比べると、日本の病院死の割合は極めて高いということがわかります。このように日本において病院で死ぬことが当たり前のようになったのは、いつ頃からなのでしょうか。

僕は一九五三（昭和二十八）年生まれ。医者になったのは一九七九（同五十四）年です。日本の医療制度は一九六一（同三十六）年に国民皆保険（国民健康保険）が成立し、どんどん整備されていきました。前にも少しふれましたが、僕が医者をめざした七〇年代は医者が増え始めた時代です。六十五歳以上が総人口に占める割合を高齢化率といいますが、一九七〇（同四十五）年、日本の高齢化率は七・一％に達し、すでに日本は高齢化社会（高齢化率七％以上）に突入していました。

ですから、一九七三（同四十八）年、国は地域医療を充実するという名目で「一県一医科大学構想」を閣議決定。各県に医大や医学部を誘致し、医者を養成することにしたのです。この医学部ラッシュで入学者は大幅に増大。一九七六（同五十一）年に四三八〇人だった医学部の定員は、一九八七（同六十二）年には八三六〇人と二倍近くに膨れ上がりました。

このように医者をどんどん養成していったら、日本は医者で溢れてしまいます。この先、高齢者が増えるからといっても、医者の数が二倍になったら、医者はどうやって生計を立てていけばよいのでしょうか。ちなみに欧米諸国に比べると、日本は医者の数が多いといわれています。厚生労働省のデータによると、日本の医者の数は二〇一二（平成二十四）年末で約三十万人。ただし、これは産休中や超高齢の者も含んだ医師免許を持つ人すべての合算です（欧米諸国の場合は、実際に働いている者だけをカウントしているので、これは正確な比較とはいえないのですが……）。それにしても僕らの時代は大学に進学する者で医学部を選択するのは四〇〇〜五〇〇人に一人くらいの割合でした。同級生で医者になる者は本当に珍しかった。それが今は少子化と大学進学率が高くなったこともあり、一〇〇人に一人が医学部に進む時代だといいます。

話が少し逸れましたが、ともかく当時、僕ら医学生は教授や先輩たちから「これからは、ただの〝町医者〟では、食べていけないぞ」と脅されました。それで、僕らは専門医をめざすことになるわけです。一人の人間の臓器や組織を細分化して研究すれば、臓器別・疾病別の専門医が誕生します。身体を解剖して診ていく要素還元的な考え方ですが、これなら医者の仕事はなくなりません。その結果、開業医はアレルギー科や消化器内科、循環器内科など専門医ばかりになってしまいました。

しかし、「専門医」という響きがよかったのか、これをありがたいと思う患者も決して少数派ではありませんでした。腰痛は整形外科に、胸やけは消化器内科に、不眠症は神経内科に——というようにひとりの患者がいくつもの医療機関を掛け持ちすることも珍しくなくなったのです。高齢者が毎食後、てのひらに盛った何種類もの薬を次々と飲みほしていく様は日常茶飯の光景です。

同じく一九七三年、社会保障を拡充しようと、老人医療費の無料化が始まりました。これ自体は日本が福祉国家への道を歩み始めたという意味では歓迎すべきことですが、ちょっと見方を変えれば、医療が福祉施策の貧困を肩代わりしたということでもあります。これから高齢者が増えるというこの時期に医療費が無料になったわけで、入院しても医療費がかからないとなれば、入院を希望する高齢者は増えます。入院の必要のない高齢者も入院を希望します。家族もそのほうが安心できるのです。本来、高齢になった人々や生活が苦しくなった人々を支援するのは福祉の領分でした。が、これを医療が肩代わりする形で、高齢者の社会的入院が増加していったのです。

これまで家庭で舅《しゅうと》や姑《しゅうとめ》の世話をしていた嫁にしても、親を〝養老院〟に入れてしまうのは世間体が悪いけれど、病院に入院させるなら、言い訳が立ちます。むしろ、親戚から「親孝行なやさしい嫁だ」と褒められるかもしれません。かくて、治ることのない病人たちがこぞって入院する「老人病院」という不思議な病院が次々に誕生したのです。

加えて、当時の医療技術の高度化も人々の心を病院に誘ったようです。医学部新設ラッシュの一九七六年、東京女子医科大学付属病院に日本で初めてCT（コンピュータ断層撮影装置）が設置されました。これは医療の世界にとっては画期的なできごとでした。今でこそCTは、ちょっとした町のクリニックにもありますが、当時の人々は高度な医療機器と技術、細かな数字的データを求めて病院に押し寄せました。奇しくも「日本安楽死協会」（後の日本尊厳死協会）もこの年に誕生しています。

一九七〇年代の医療にまつわるこういった動きが、いよいよゆがんだ医療文化ともいえる病院信仰を定着させたのです。ちなみに自宅での死亡率と在宅での死亡率が同率になったのは一九七六年。翌七七年には病院死が在宅死を上回りました。この頃から日本人にとって病院で死ぬことが当たり前になってきたのです。僕が医者になったのは、こんな時代でした。

■出前医療のスタート

僕がどのような経緯で開業医に転身したかは、すでにお話ししましたが、とにかく僕は一九九二（平成四）年四月、念願であった診療所を立ち上げました。午前は外来、午後は訪問の診療所です。

しかし、いくら僕らスタッフの志が高かったと

場所ごとの死亡率の年次推移

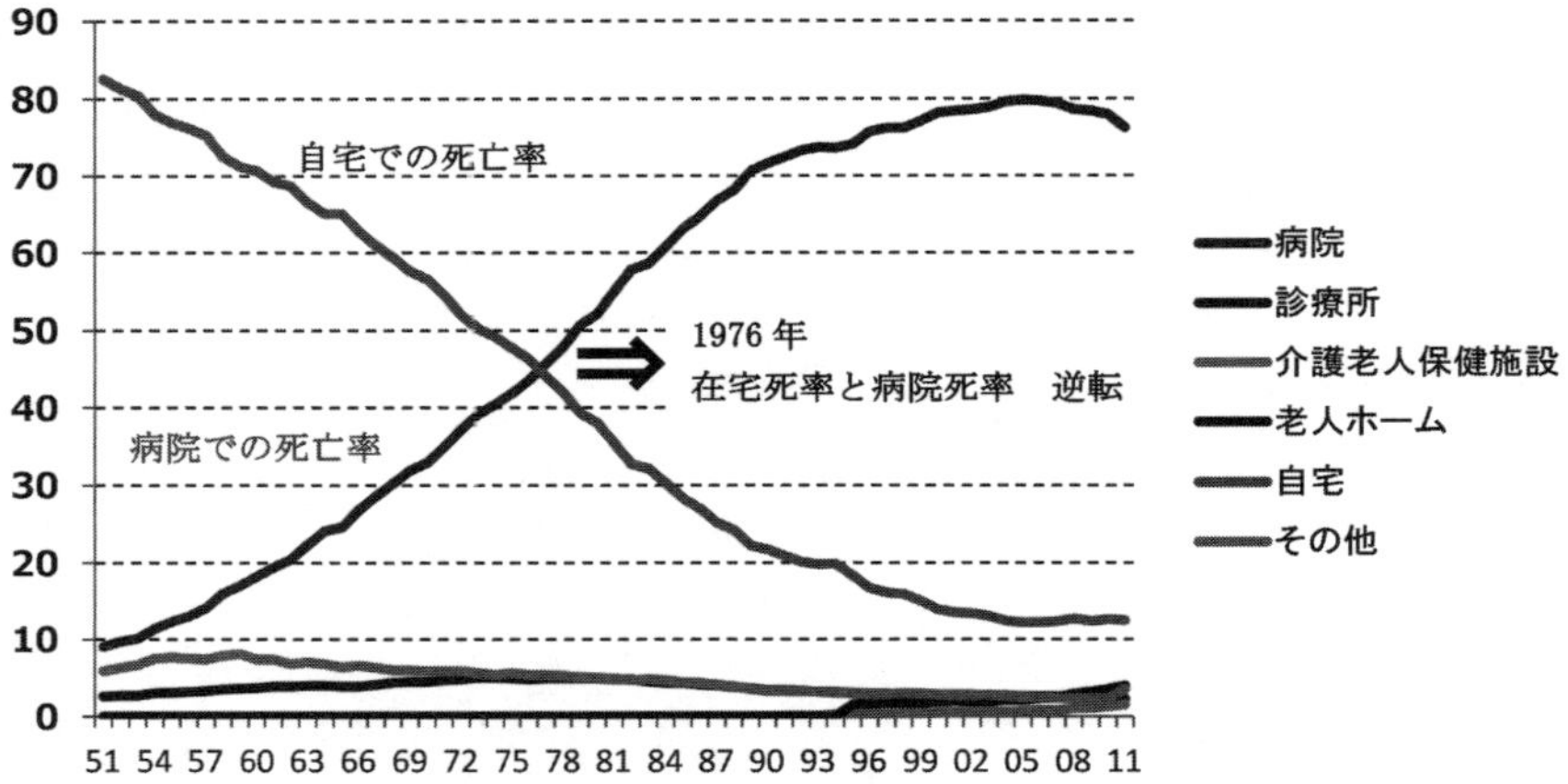

いっても、事はそれほど簡単には運びません。病院の経営者は訪問診療によって入院患者が減るかもしれないと危惧していましたが、世の中の人は訪問医療が何なのか、まったく理解していなかったのです。前述したように、当時は「自宅で死なれては世間体が悪い」という時代です。まして僕らの診療所がある栃木県小山市は周囲に田園地帯が広がる地方都市ですから、考え方も旧態依然としているのです。だから、診察室で患者を待つのではなく、自分から進んで往診に出掛けるなどというのは、腕の悪いヘッポコ医師に違いないというわけです。

そのうえ、日本の医療現場はまだまだ理不尽なことが多かった。たとえば、当時は法的な規制があり、「二十四時間三六五日いつでも往診する在宅医療を始めました」というPRをすることもできませんでした。この小さな診療所の存在を地域に知らしめてくれるのは口コミだけです。だから、開設当初は患者よりスタッフの方が多い（……といっても数名です）という、ある意味、異常な状態でした。開設して二～三年は、往診の依頼も本当に少なかったのです。

ただし、その分、時間的余裕がありました。患者や家族の話をじっくり聞くことができたし、患者の家まで往診に行くわけですから、その家族の暮らしぶりもよくわかりました。僕らは一人ひとりの患者のライフスタイルにあったケアをめざし、これにより、よりよい訪問医療とは何かを学ぶこともできました。

何よりも患者が幸せそうなのがうれしかった。末期のがん患者でも表情が明るいのです。八十歳のある男性は末期の肝臓がんでしたが、認知症もあったため、病院では拘束されていました。だから、しばしば暴れる。しばらくしてお迎えが近いからと自宅に戻れたので、僕が在宅で診ることになりました。病院ではアルコールは厳禁でしたが、せっかく家に帰ったんだから楽しく過ごしたほうがいい。本人の希望でお酒も煙草も解禁にしました。自宅に帰れたことで元気になり、一時は簡単な大工仕事をしたり、自転車に乗ったりもできるようになりました。ベッドのそばにはお孫さんも来るし、猫も来る。病院にいたら、とんでもない患者だということになりますが、本人も家族も笑顔が出るのです。訪問医でなければこういうシーンには立ち会えません。この男性は病院で「いつ亡くなってもおかしくない」といわれ、自宅に帰ってきたのに、死ぬまで二年間、自宅で過ごすことができました。在宅医としては本当にうれしいことでした。

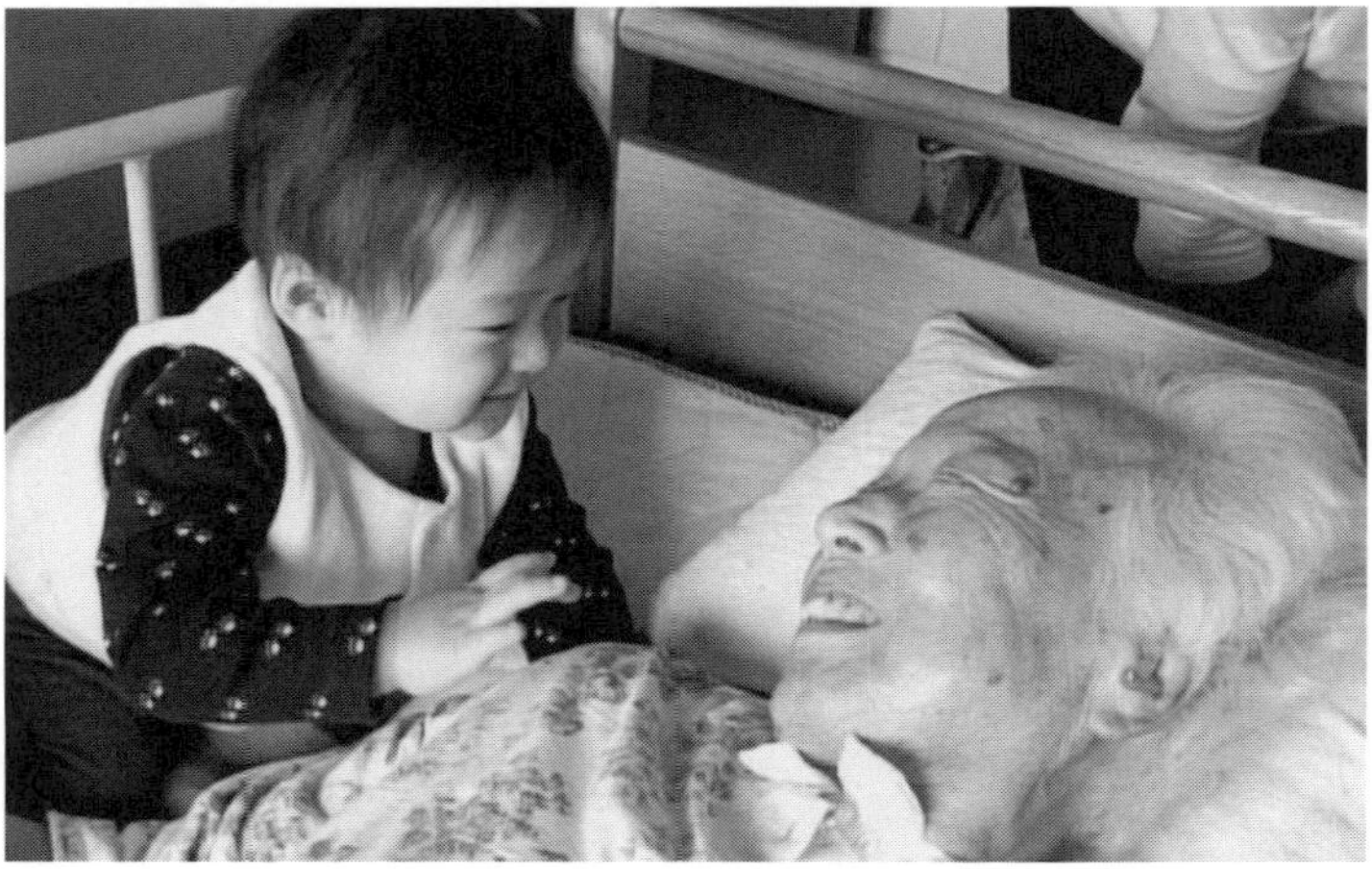

在宅で療養すれば孫やひ孫にも会える
（勇美記念財団 DVD「在宅医療知ってますか？」より）

しかし、当然ながら診療所の経営は相当きびしかった。僕は経営者ですからスタッフに給料を払わなくてはならない。診療所に在宅のスタッフはいるが、往診は人気がない。赤字です。これでは診療所は、すぐにつぶれてしまいます。何度「もう、だめだ」と思ったことか……。

訪問看護師たちは、僕の苦境を察して「私たちを必要としている人はいくらでもいるはずです」と励ましてくれました。「私たちはおかず代が稼げればいいですから」「給料は歩合制でいいです」と太っ腹なことも言ってくれました。彼女たちのこの言葉があったから、僕はどうにかがんばることができたのだと思います。

僕は経営者でありながら、個人病院でアルバイトを始めました。役場にも相談に行きました。「身体が不自由で通院できない方には、こちらから往診、訪問看護をします」と役場の福祉課の担当者に言うと、「役場が一般市民に個人診療所を紹介することはできませんね」と冷たく断られました。医者仲間からは「なんで、そんなことを始めたんだ」「太田はどうにかしている」と、いぶかしがられました。

それでも僕らには、僕らを頼りにしてくれる患者さんや家族がいました。「最期まで在宅でがんばりたい」「家で看取りたい」という人たちです。「死んでも病院には入らない」と言い張っていた八十代の男性が肺炎にかかりました。酸素と抗生物質を与える治療は、病院でも在宅でも同じです。違うのは、患者のそばに看護師がいるか否かです。病院に入れば、夜中に騒いでほしくないのでベッドに拘束され、食事はチューブ栄養になり、きっと寝たきりになるでしょう。認知症が進むかもしれません。入院すれば、肺炎は治りやすくなるけれど、その人らしさは失われていきます。それで、訪問看護師や家族と話し合って、自宅で治療することにしました。本人も家族も自分たちの希望がかなったと喜んでくれました。

しかし、最後の最後になって、患者を病院にかつぎ込まなければならないこともありました。これは患者の容態が急変したからではありません。患者さん本人は最期まで家にいたいのです。が、死期が迫って来ると、家族の気持ちがぶれてしまう。涙ながらに「病院は絶対いやだ」というおじいちゃんに対して、家族は「やっぱり何もしないで、死ぬのを待っていることはできない」というわけです。安らかに自然の摂理にしたがって死んでいきたいという本人の希望をまっとうするのは、本当に難しいのです。

そんなことがあって、「在宅（医療）は何もせず、患者を見殺しにしている」「人殺しだ」なんていう陰口も聞こえてきました。それでも信念を曲げずにがんばれたのは、やはり、僕らを必要としている人がいる、という確信ともいえる手応えがあったからです。

数年経って僕らの仕事がようやく落ち着いてきた頃、往診先で患者の妻であるおばあちゃんが「先生、これをずっと持っていたんですよ。最後はここに連絡すればいいと思って」と、しわくちゃになった小さな紙切れを見せてくれました。それは、開業当時、うちの診療所が求人紙に出したスタッフ募集の切り抜きでした。「訪問看護師求む」という文字の下には細かな字で看護師の仕事内容などが書かれています。この小さな求人募集広告で訪問看護師や訪問医師の存在を知った人もいたのです。これは、素直にうれしいできごとでした。

経営のほうはというと、一九九四（平成六）年に医療保健の診療報酬が上がり、九六（同八）年からはようやく黒字になりました。

■暮らしの中に医療を持ち込む

僕らの仕事は少しずつですが、地域に受け入れられるようになりました。僕らも往診や訪問看護を重ねるうちに患者さんやその家族の日常や暮らしぶりが徐々に把握できるようになってきます。そして、ある時、僕は往診や訪問看護だけでは患者やその家族をきちんと支援しているとはいえないということに気づきました。

在宅医療は、お年寄りがわざわざ病院や診療所に出向かなくてもいいというのが大きなメリットです。待合室で長い時間、待たされることもありませんし、周囲を気にせず、じっくり医者と話もできます。ただし、医療機関に出向かなくていいということは、お年寄りの外出の機会は減ります。歳をとって体力が衰えれば、わざわざ外に出ようという気力もなくなりますし、家族もお年寄りの外出につきあうのは大変なので、無理やりに外に連れ出そうとはしないでしょう。

地域性もありますが、在宅医療を受けている人の中には座敷牢のようなところで生活している人もいるのです。僕が在宅診療を展開している小山市（とその周辺）は北関東にあり、ここの主な産業は農業です。だから、二世代三世代が同居していて、お年寄りの療養環境は比較的よいといえます。そして、患者それぞれの療養環境は、往診に行けば、おおよそわかります。たとえば、患者であるお年寄りが北側の部屋にいるか、縁側のある南側の部屋にいるかで、その人の家庭内での立場がわかる。なかには北の奥の部屋に閉じ込もっている人もいるわけです。

そんなお年寄りに出会うと、一歩でもちょっとの時間でも外に出してあげたいと思います。桜の季節にはお花見に連れて行ってあげたいし、秋の紅葉も見せてあげたい。ただし、これを家族がやるとなると、その労力は大変なのです。

介護は、介護される本人だけでなく、介護する家族の息抜きも必要です。最近、しばしば介護殺人や介護心中、介護虐待など悲惨な事件がニュースになっていますが、これらは介護する家族が上手に息抜きできなかったのが大きな原因でしょう。それで、僕は要介護のお年寄りを預かったり、外へ連れ出すお手伝いができれば……と考えるようになりました。在宅医療というのは患者を家の中に閉じ込めておくためのものではなく、暮らしの中に医療を持ち込むことが重要なのです。

当時、すでに病院や高齢者施設で、ショートステイ（短期入所生活介護）といって期限を設けて短期間だけ介護を必要とする高齢者を預かってくれるサービスが始まっていました。ところが、介護度が高い、つまり重い障害のある人は預かってはくれないというのです。これは、本当におかしい。重症な人ほど、こういったサービスが必要なはずです。それなのに「尿を取るための管が一本入っているから預かれない」「うちの施設では脱水予防のための点滴はしない方針です」とか言われてしまうのです。しかし、家族が病気になったりして介護の手が足りなくなると、とにかく預かってくれるショートステイにお年寄りを託すことになります。脱水予防の点滴はしてくれなくとも仕方ないというわけです。このような施設ではこまやかなケアはとうてい望めません。その結果、お年寄りの生活能力はみるみる低下してしまいます。これはなんとかしなくては……。しかし、これは僕ひとりが、いいえ、僕ら診療所のスタッフがいくらがんばってもどうにもならないことなのです。

それで、僕はショートステイやデイサービス（通所介護）が可能な施設をつくろうと決意しました。これが僕が診療所を開いてから六年目、一九九八（平成十）年に開設した老人保健施設（老健）です。老健は二〇〇〇（同十二）年の介護保険の導入に伴い、医療保険から介護保険に移行。今では老人保健施設という名称に「介護」の二文字が冠されるようになりました。

実はこの頃、僕は患者それぞれの住まいで行なう医療に限界を感じていました。高齢者が高齢者を介護する〝老老介護〟、認知症の人がやはり認知症の人を介護する〝認認介護〟が注目され始めた頃です。介護する人がいなくなり、介護の必要な高齢者が一人残されたら、医者やヘルパーなどの地域の専門職だけではとうてい支えきれません。

それで、僕は在宅復帰のためのリハビリ施設である老健の開設を目論んだのです。実は、これにはきっかけとなる出会いがありました。それは県内にある民間の高齢者施設で、厚生労働省の小規模多機能施設のモデルにもなったところです。宅老所、つまりデイサービスとして開設されましたが、利用者の家族の負担を軽減するためにショートステイ、そしてロングステイも受け入れるようになりました。その後、「通う」「泊まる」「住む」だけでなく看取りも行なうようになり、「亡くなる」が加わりました。これで、このホームは人生の営みすべてを引き受ける生活空間になったわけです。

ここでは、何よりも利用者（入居者）の生活が第一。医療サービスは必要な時に過不足なく利用できればいいという考えでした。僕は、この考え方に大いに共感しました。これは介護保険がスタートする前のことでしたが、こうした経験から僕はその人がこれまで生活してきた場で看取るということが重要だと確信しました。その場所は自宅でも入所している施設でも、まったく別の場所でもいいわけです。人が亡くなる場所は尊厳が守られる居心地のよいところなら、実はどこでもいいのです。

老健の入居者は医療が必要な人ばかりですが、僕はここでは医療よりも生活を上位概念に位置づけ、必要な時に医療を提供するという方向性を明確に打ち出しました。老健の目的は在宅復帰をめざし、自立の可能性を追求することなのですが、入居者の中には自宅に帰れず、ここで最期を迎える人もいます。こうした人たちは、僕が医者として責任をもって看取ることにしました。もちろん看護師や介護スタッフもいっしょに立ち会います。家族も駆けつけます。僕は幾人かのお年寄りを看取りながら、それぞれの人が人生という時間の流れの中で、日々の生活の延長として自然な最期を迎えられることの大切さを実感しました。医療行為によって亡くなる時期を左右されるなど、その人が望まない形で死を迎えなくてはならないのは間違いだと、思うようになりました。

小規模多機能ホームと医療サービス

――襖を開けて「おはよう!」と言える、ホームの暮らしを支えるもの

「のぞみホーム」ホームリーダー（管理者）**奥山　久美子**さんに訊く

のぞみホームは一九九三（平成五）年、栃木県下都賀郡壬生町に開設された小規模多機能ホームです。「通い（デイサービス）」「泊まり（ショートステイ）」に加え、「住む」こともできます。ホームと医療のかかわりについて、奥山ホームリーダーにうかがいました。

――準備段階からのぞみホームの開設にかかわっていらっしゃるとお聞きしましたが、開設までの経緯、そして、奥山さんがホームにかかわるようになったきっかけをお教えください。

奥山　私が〝のぞみ〟の開設にかかわるようになったのは一九九三（平成五）年の五月。病院勤めの看護婦を辞めて、やっぱりお年寄りにかかわることがしたいと、県社協（栃木県社会福祉協議会）に電話をしたことがすべての始まりでした。私はもともとおばあちゃん子で、お年寄りが大好き。「お年寄りにかかわるボランティアがしたい」と相談を持ちかけたのです。ちょ

うどその頃、県社協では壬生町に住む当事者家族のニーズに応えて宅老所をつくろうという話が持ち上がっていました。職員やその家族といっしょに県内の施設などを見学しているうちに、デイホーム準備委員会が立ち上がり、いつのまにか私もそのメンバーになっていました。

そして、その年の七月、のぞみホームはなんとか開所にこぎ着けました。これは、太田先生が小山市に診療所を開設した翌年のことですが、私はまだ先生を存じ上げませんでした。

——のぞみホームはデイホームとしてスタートしたのですね。

奥山　そうです。でも、〝デイ〟をやってみてわかったのは、デイサービスだけでは利用者の家族の負担は軽減できないということでした。家族が急に出掛けなければならない葬式や会合もありますし、家族が病気になることもあります。ご商売をやっていれば、すごく忙しい時期もあるわけです。それで「うちで預かりましょう」と、ショートステイ（短期入所生活介護）が始まりま

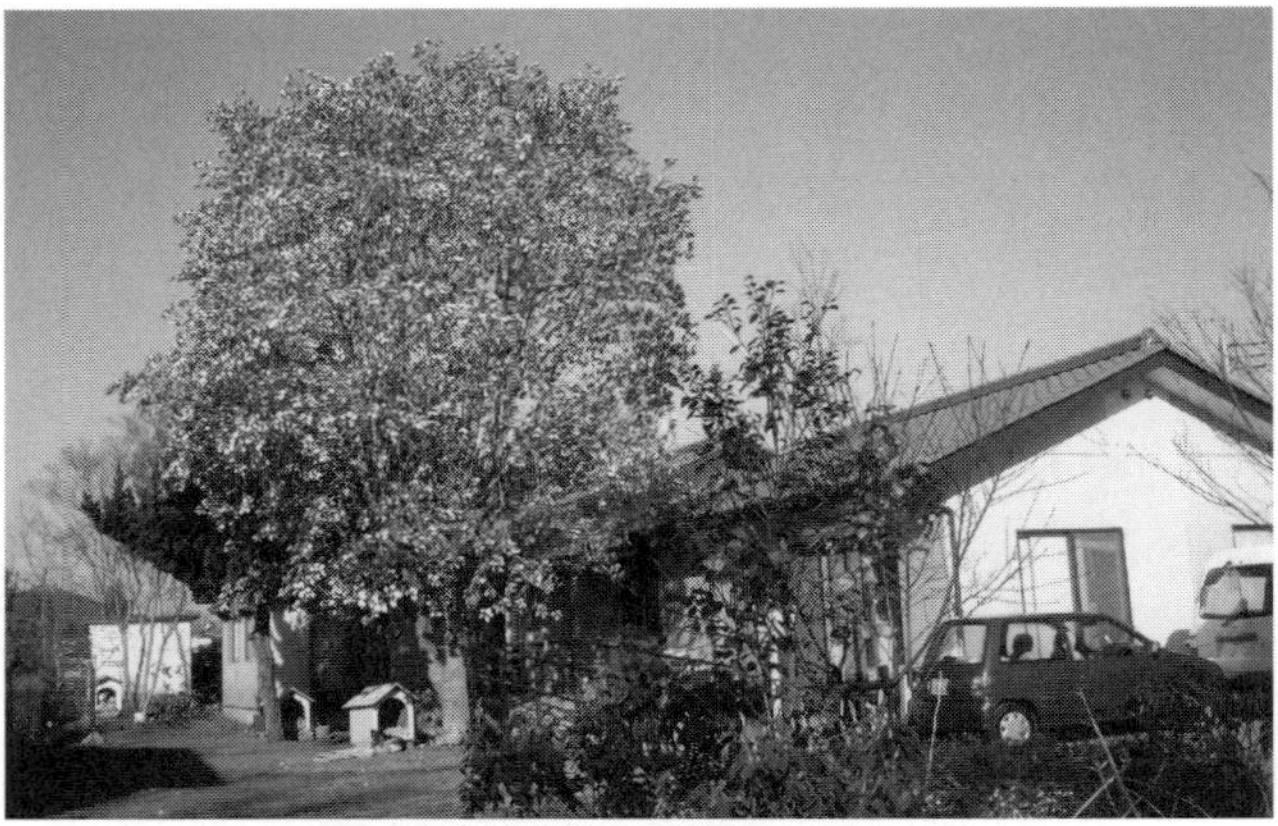

木蓮が満開ののぞみホーム

した。こうなると、どうしても医療サービスが必要になります。しかし、利用者が病気になったからといって、お医者さんはすぐには来てくれません。具合が悪くなった利用者を病院に連れて行くのは本当に大変なのです。

――そこで、太田先生の登場ですか？

奥山　残念ながら、そううまくはいきません（笑）。太田先生は開所後、のぞみに見学に来てくださって、その時、本当にいろいろなお話をしました。それで、こういう先生が往診に来てくだされば……と思いましたが、小山市とここ壬生町はちょっと離れているので往診は難しかったのです。

太田先生が健康診断や往診に来てくださるようになったのは二〇〇〇（平成十二）年、介護保険制度が始まった年でした。この年、今泉町（栃木市）に先生のところ（アスムス）の二つ目の診療所（蔵の街診療所）ができたので、往診が可能になったのです。「たとえ、ボケても普通の生活が大事。それを支えるのが医療だ」というのが太田先生の基本的なスタンス。要らない薬はどんどん減らしてくれるし、無理に治療しようというのではなく、まず本人の気持ちを、そして家族の考え方を尊重してくれます。「心配なことがあったら、いつでも電話してよ」と言ってくれるのは本当に心強いですね。

――太田先生との出会いがホームでの看取りにつながったのですか。

奥山　はい。「やっぱり自然に逝きたい」という人は少なくありません。「今、自宅に帰ってきても困る」というご家族もいます。毎日会いに来る家族もいるし、看取るためにのぞみに寝泊まりする家族もいるんですよ。太田先生は、患者の日々の生活を大切に考えてくれて、「ご本人や家族が望むなら、最期までここ（のぞみ）で看ましょうね」と……。「在宅で」とお願いしているのに、「こんな状態になったら、もう病院に運ばなくちゃ」というお医者さんもいるのです。のぞみでは、太田先生にもう十人くらい看取っていただきました。ここなら、利用者のいつもの暮らしぶりもわかるし、家族にこれまでのこともこれからのことも説明できるので私としても安心です。これも医療という側面から支えてくださる、頼りになる太田先生やスタッフがいるからですね。

——最後に、のぞみホームならではの特徴をうかがいたいのですが……。

奥山　のぞみは「NPO法人のぞみ会」として介護保険の事業所の届けを出しています。通所介護は介護保険での運営。「住む」「泊まる」は介護保険の指定基準に合わないので、のぞみ独自の自主事業とし

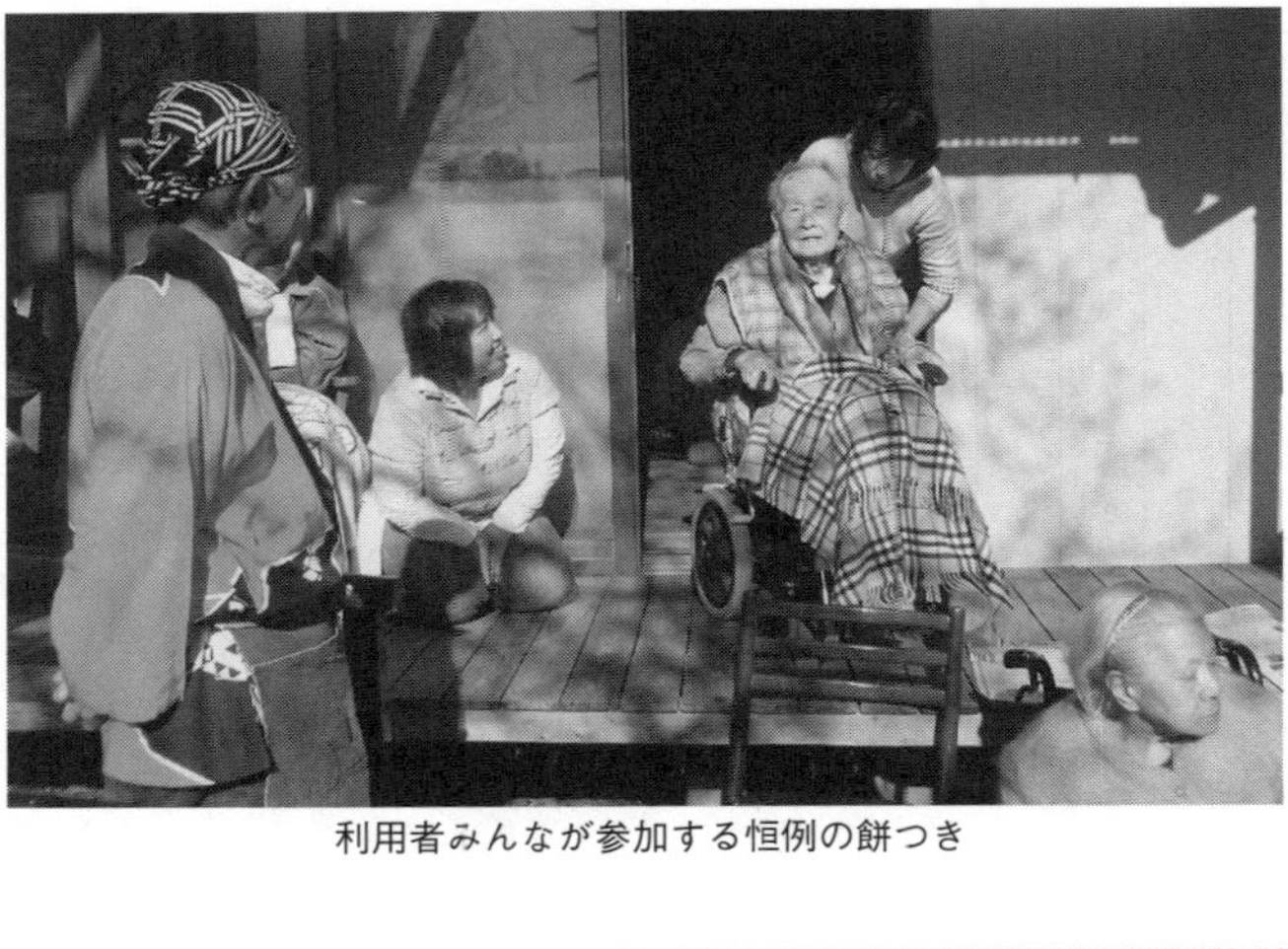

利用者みんなが参加する恒例の餅つき

て運営しています。介護保険の通所介護事業の指定では利用者定員は十名なのですが、うちのデイは一日九人程度。これはスペース的な問題ではなく、急な飛び込みがあっても受け入れられる柔軟性を持ちたいからです。何といっても小規模のほうが小まわりが利き、より利用者に合わせた暮らしができます。今、のぞみに住まわれているお年寄りは七人、週に何日か泊まる人が一人います。

のぞみの特徴は、その人がその人らしくいられる場所。一人ひとりにやりたいことをやってもらえるようにスタッフを配置しています。一言でいうなら自由なのです。十時にお茶、十二時に昼ごはん、三時にお茶……。いっしょに掃除もするし、買い物に行きたい人がいればいっしょに行きます。のぞみは通過点ではなく終《つい》の住処《すみか》として考えてもらいたいですね。

施設の造りを見ていただければわかっていただけると思いますが、ここでは襖《ふすま》を開けて「おはよう！」って言えるふつうの暮らしができます。

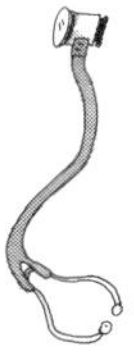

■医療法人アスムス設立

ところが、です。ようやくショートステイやデイサービスを行なうことのできる老健をつくったら、今度は自宅でお風呂に入れない人がいるというのです。介護度の高い高齢者を自宅のお風呂に入れるには看護師が二人必要になります。二人の看護師を利用者の自宅に派遣すると、コストはかなりかかる。それなら、ホームヘルパーを派遣できるようなステーションもほしい、ということになったのです。これがちょうど二〇〇〇（平成十二）年。介護保険制度がスタートした年でした。

介護保険を使うとなると、ケアプランをつくらなければいけない。これがないと医療の提供はできません。それで、次に隣接する結城市にケアプランを作成する施設として居宅介護支援事業所を設立することにしました。

僕の考えはあくまでも患者（利用者）さんが必要とするサービスをどうやったら提供できるか、です。それを追求していったら、いつのまにか組織が大きくなっていたのです。今では関連事業も含めると、小山市と栃木市と結城市の三市にそれぞれ在宅療養支援診療所と訪問介護ステーションが一カ所ずつ、そのほかに介護老人保健施設、通所介護事業所、グループホーム、宅老所、居宅介護支援事業所、そしてコミュニティーケア研究所も運営しています。専門スタッフが医療や介護に関する悩みや困りごとに応ずる「在宅医療・介護のなんでも相談室」も設置しました。

これが医療法人アスムス（ＡＳＭｓｓ）です。法人名は「活動を医療から支える」という思いを込めて「Activities Supporting Medicine: Systematic Services」のそれぞれの頭文字をとりました。

　僕らが始めた在宅医療の志は高かったものの、波乱続きでした。ところが、僕が診療所をスタートさせて八年後の二〇〇〇年に介護保険が施行されると、国をあげて在宅医療の推進が始まりました。すると、どうでしょう。これまで連携らしい連携もなかった行政から介護保険事業への協力を求められるようになりました。

　ただし、後になって、〈あれはまずかったな〉と思うこともありました。

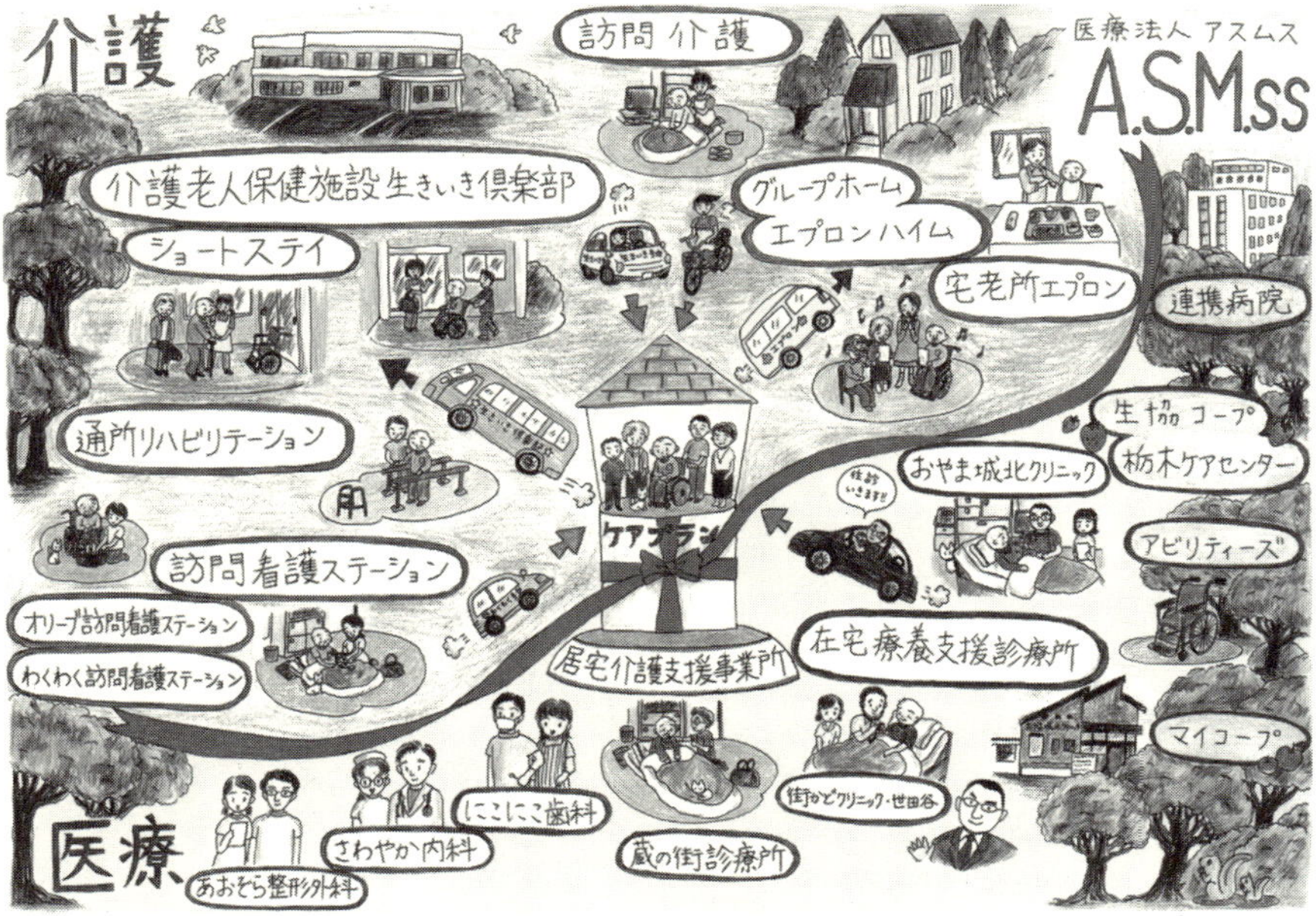

医療法人アスムスと地域連帯

たとえば、老健をつくる際、行政から「入居者が徘徊できるように廊下は回廊にすべし」と指示されました。が、回廊にしてしまうと、入居者はどこが自分の部屋なのかわからなくなる。これは働くスタッフにとっても同じことで、何らいいことはないのです。それで、「回り廊下はつくりたくない」というと、「それなら許可はできない」というのです。仕方なくしぶしぶ回廊にしました。

また、小規模な施設のほうがよりこまやかなサービスが提供できるので、「定員三十五人くらいの施設をつくりたい」というと、これもだめだという。小さな施設を何カ所も審査し、認定するのは手間がかかります。だから、行政は二〇〇人規模の大きな施設をつくらせるのです。こうすれば、行政の整備計画の目標値も簡単に達成できるというわけです。

僕は、こんなふうに行政とやりあいながら、必要と思われる施設をなんとかつくってきました。ところが、最近では小さな老健がいいということになってきた。もちろん回廊もなくていいというのです。老人施設は小規模のほうが個別のサービスがしやすいし、回廊は老人でなくても使い勝手が悪い。それはつくる前からわかっていたことなのです。

しかし、何はともあれ、時代がようやく僕らに追いついてきた。これはよかったと思います。

アスムスの沿革

1992年　おやま城北クリニック開設
1994年　法人化
1998年　介護老人保健施設開設
2000年　わくわく訪問介護ステーションおやま、居宅介護支援事業所（結城市）、訪問介護事業所（結城市）、蔵の街診療所開設
2001年　居宅介護支援事業所（小山市）開設
2003年　街かどクリニック・世田谷（東京・世田谷区）、訪問看護ステーションオリーブ（関連事業）開設
2004年　グループホーム（関連事業）開設
2008年　生きいき診療所・ゆうき開設
2011年　訪問看護ステーション陽だまり（関連事業）開設
2012年　社会技術研究開発センター（RISTEX）の研究プロジェクトに採択
　　　　コミュニティー・ケア研究所開設
　　　　三つの診療所が連携し機能強化型在宅療養支援診療所として届出
　　　　厚生労働省の在宅医療連携拠点事業に参加
2014年　相談支援事業所わくわくおやま開設

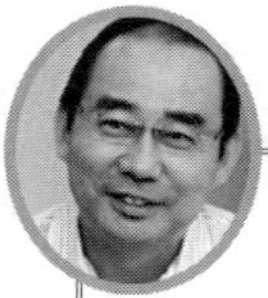

◆緊張する人、しない人◆

病院や診療所などで医者や看護師に血圧を測ってもらうと、家庭で自分で測るよりも極端に血圧が高くなってしまう人がいる。これは“白衣高血圧”と呼ばれる。緊張のために血圧が上がってしまうのだ。僕の診療所でも嫁さんや夫の愚痴をこぼしながら測ると、どんどん血圧が高くなる人がいる。交感神経が興奮するからだ。だから、「その話は体に悪いよ」と、たしなめる。

医者の前で緊張する人は少なくない。たとえば、緊張しているおじさんに「今日はなんで（診療所に）来たのかな？」と受診理由を聞くと、「はい。今日は歩いて来ました」。風邪薬を処方する際、眠気などの副作用があるので「どんなお仕事なの？」と聞くと、「食品関係です」と言う。〈それなら、僕ら医者や看護師は肉体関係ということになるかな〉なんて、僕は心の中でツッコミを入れている。

一方、まったく緊張しない人もいる（これはおばさんに多い）。「腰痛ですか。なんか思い当たることは？」と聞くと、臨月の時に姑に言われ、稲刈りをしたら腰が痛くなったと、40年も前の話を持ち出す。その後は姑の話が延々と続く。まあ、僕もプロなので、「はい、立って」と診療を始める。それでダメなら「背中も見せて」と壁のほうに向かせる。それでもダメなら「口を開けて」と舌の上にヘラを載せる。が、これでもダメな場合もある。扁桃腺の話題に変わるからだ。

僕は自分でいうのも何だが、患者の話はじっくり聞くほうだと思う。でも、ずっと四方山話を聞いているわけにもいかない。「いつまで待たせるんだ」と待合室の患者が怒り出すかもしれないからだ。この日、待合室で2時間じっと待っていたのは「先生、私はもう生き飽きたから、早く逝かせてくださいよ」というおばあちゃん。実は、彼女は健康そのもので、無病息災のお札のような人なのだ。僕はまだまだ精進が足りない。

四章

地域包括ケアの世紀

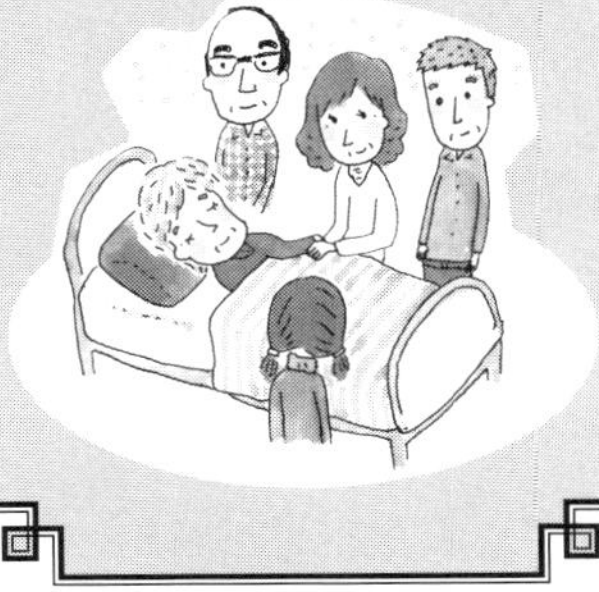

■「病院の世紀」は終わった

二十世紀を病院の世紀と呼んだ社会学者の猪飼周平教授（一橋大学）は、著書『病院の世紀の理論』（有斐閣）で、二十一世は地域包括ケアの世紀だと述べられています。病気を治す技術は二十世紀にほぼ完成したので、これからの世紀は、老いや障害と共に生活していく不都合を医療が支えなければならないという考えからです。彼はこれを医療の限りない生活モデル化と呼んでいます。

これには、僕も同感です。というのは、たとえば、今という時代は腎疾患の患者が昔のように尿毒症で死ぬことはなくなりました。ところが、腎臓の病気そのものは治せないのです。もちろん医者は患者に人工透析や腎臓移植を施します。臓器置換は行ないますが、腎臓の病気自体を治しているわけではありません。医学が進歩し、遺伝子解析が可能になり、人工臓器がつくられるようになって、人々の医学に対する幻想はますます膨らんでいます。でも、やはり人は必ず死ぬのです。移植された臓器にも限界はある。つまり、臓器置換を行なうということは治療医学の限界を越えてしまったということの証しでもあるのです。

高齢者の病気には治せないものもあります。認知症は脳の病気ですが、今の医学で治せるかというと進行を遅らせることは可能でも治すことはできません。筋力の衰えもそうです。家の中なら、どうにか歩くことはできるけれども一人では外には出られない。外出できたとしても速く歩けないので青信号の横断歩道を渡りきれない。このようなお年寄りに対して医療は何ができるでしょうか。加齢により足腰が弱っているお年寄りに骨粗鬆症の薬を処方したり、ヒアルロン酸の注射をして痛みを軽くすることはできますが、速く歩けるようにするのは無理なのです。

超高齢社会では、治せる病は病院で治しますが、治せない病気はどんな病院でもどんな医療でも治せないのだということを患者や家族、そして医療関係者は認めなければなりません。このことは社会全体が受け入れねばならないのです。そうしないと、患者は治らないのにもかかわらず、いつまでも病院で手厚い、濃厚な治療を受けざるを得なくなります。超高齢社会で必要な医療は一分一秒でも長く延命することではなく、天寿をまっとうする人を支えることだと、僕は思うのです。人が最期を迎える時、その人が望む場所で望む人（家族や大切な人）たちとその一瞬をともに苦痛なく過ごせるように支えるのも医療の役割だと考えます。

そのためには、〝死〟を受け入れる覚悟も必要です。少しでも延命しようと点滴をすれば、患者は苦しむことになります。体もむくみます。逆に命が短くなることもあります。が、点滴をしなければ、眠るように安らかに旅立つことができるのです。

実は、医者の僕にも苦い経験があります。十五年ほど前、開業医の父が脳塞栓で倒れました。病院に駆けつけると、父は意識のないままベッドの上で何本ものチューブにつながれていました。「もうだめだな」と僕は直感しました。ところが、その瞬間、僕は担当医にこう頼んでいました。「人工呼吸器をつけてください」と。父は意識を取り戻すことなく一カ月後に亡くなりました。言い訳のように聞こえるかもしれませんが、誰しも大切な人の生死がかかわる状態では、決断をためらいます。迷います。苦悩します。そして、延命措置について一時的にでも満足したのは、父ではなくこの僕だったのです。これは父の苦痛を長引かせただけでした。このことで、僕は身をもって大事なのは命の長さではなく質なのだ、と思い知りました。

僕らの診療所は、これまでに在宅で療養する二〇〇〇人以上の患者を診てきました。そして六〇〇人以上を自宅で看取りました。診療所を開業した一九九二（平成四）年当時、在宅での看取りは全体の二割ほどでしたが、今は七割以上になっています。これは患者やその家族の意識が変わってきたからではないでしょうか。

■在宅医療の時代が始まった

日本の高齢化率は現在、二六・七％（内閣府「平成二十八年版高齢社会白書」）。日本は依然、諸外国を大きく引き離し、超高齢社会（高齢化率二一％以上）のトップを走り続けています。

二〇一五（平成二十七）年、約八〇〇万人の団塊の世代（一九四七〜四九年生まれ）が前期高齢者（六十五〜七十四歳）の仲間入りをしました。これで、高齢者人口は過去最高の約三四〇〇万人になりました。この人たちがいっせいに年金をもらうようになり、病院に通うようになり、介護サービスを受けるようになったら、それこそ日本は大変です。今は国民の四人に一人が六十五歳以上の高齢者ですが、この割合は確実に増加していきます。もちろん死亡する人もいますが、生まれてくる子どもはそれよりも少ないからです。

そして、二〇二五年には団塊の世代が七十五歳以上の後期高齢者になります。これで、全人口の四人に一人は七十五歳以上という前代未聞の時代に突入します。日本は二〇〇八年をピークにじわじわと人口減少に転じていますが、高齢者人口については増加傾向が続き、二〇四二年にピークを迎えます。ただし、その後、高齢者人口が減少しても少子化のため、高齢化率は上昇。二〇六〇年には高齢化率は約四〇％に達すると予想されています。

このような超高齢化、少子化、人口構造の変化などの社会的背景を見ていくと、これまでの医療の在り方では超高齢社会は乗り切れません。超高齢社会においては医療の在り方も変わらざるを得ないのです。その役割は「治す医療」から「活動を支える医療」に変わったといえます。

活動を支えるということは、たとえば、末期がんの患者が「温泉に入りたい」と言ったなら、「体力がもたないからやめなさい」ではなく、どうやったら安全に入浴できるかを医療の立場から考えよう、ということなのです。「おばあちゃんがどうしてもお風呂に入りたいというのです。だから、死ぬ前にもう一度、お風呂に入れてあげたい」——これに応えることが「活動を支える医療」です。実際に亡くなる三日前に看護師たちにお風呂に入れてもらった利用者の家族は「本当に気持ち良さそうでした。たとえ、このことで死期が早まったとしても悔いはまったくありません」と、満足そうでした。末期の肺がんの人が「富士山に登りたい」と願うのなら、僕はどうやってそれを実現することができるか、どうやったら医療で支えられるかを必死に考えたいと思います。

その人の活動を支えることが在宅医療の使命。一人ひとりの日々の活動を支えるためには在宅医療の推進が不可欠なのです。

ただし、今という時代は、晩婚化、非婚化、ディンクス（ＤＩＮＫＳ＝double income no kids＝子どものいない共働き夫婦）、核家族化など個人主義が台頭し、地域共同体が崩壊しています。日々の生活を支える在宅医療を可能にするためには、もう一度、地域コミュニティーを再生する必要があります。

二〇〇〇（平成十二）年に介護保険法が始まったのも、その背景に日本の超高齢化という現実があったからです。今、国も在宅医療を牽引しようとしています。在宅医療の診療報酬は一九九〇年代から徐々に引き上げられています。厚生労働省は二〇〇六（平成十八）年に在宅療養支援診療所制度を新設。高齢者の在宅医療を地域のかかりつけ医に託す方針を示しました。それで、最近では在宅医でも経営は成り立つようだからと、在宅医療を開始する医者も増えています。動機は決して純粋とはいえませんが、往診する医者が増えて、人々に在宅医療が受け入れられるようになったことは喜ぶべきことだと思います。

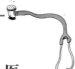

医療が動くと、アンパンマンにも会える

人々の生活、特に高齢者や障害者の日々の生活を支えるためには医療が積極的に動くことが大切です。「メイク・ア・ウィッシュ・オブ・ジャパン」という非営利のボランティア団体があります。一九八〇年にアメリカで発足した団体です。ここでは三歳以上十八歳未満の難病と闘っている子どもたちが生きる力や勇気を持てるように、それぞれの願いをかなえる活動をしています。

僕の患者の一人、A君はネマリンミオパチーという先天的な筋肉の病気で人工呼吸器をつけて生活しています。昔なら人工呼吸器をつけた人は入院生活を余儀なくされていたでしょうが、今は地域で暮らすことができます。これは医学の進歩のおかげですね。

A君はアンパンマンの大ファン。作者のやなせたかしさんの故郷、高知県香美市にアンパンマンミュージアムがあるのですが、そこにはアンパンマンがいる。そのアンパンマンに会いたい、会わせたいというのがA君と両親の願いでした。そこで、メイク・ア・ウィッシュに頼んだら、会わせてくれるというのです。僕らはアンパンマンがこちらに来てくれると思っていたのですが、なんと「高知県のミュージアムまで会いに行きましょう」という話でした。

「よし、それなら何とか連れていこう」ということになりました。茨城県から高知県まで行くには羽田空港へ行き、飛行機で高知龍馬空港へ。そこから車で香美市香北町にあるミュージアムまで行かなくちゃいけない。バッテリーがあれば、人工呼吸器は使えますが、飛行機に乗り込むまでの移動中には使えません。なにし

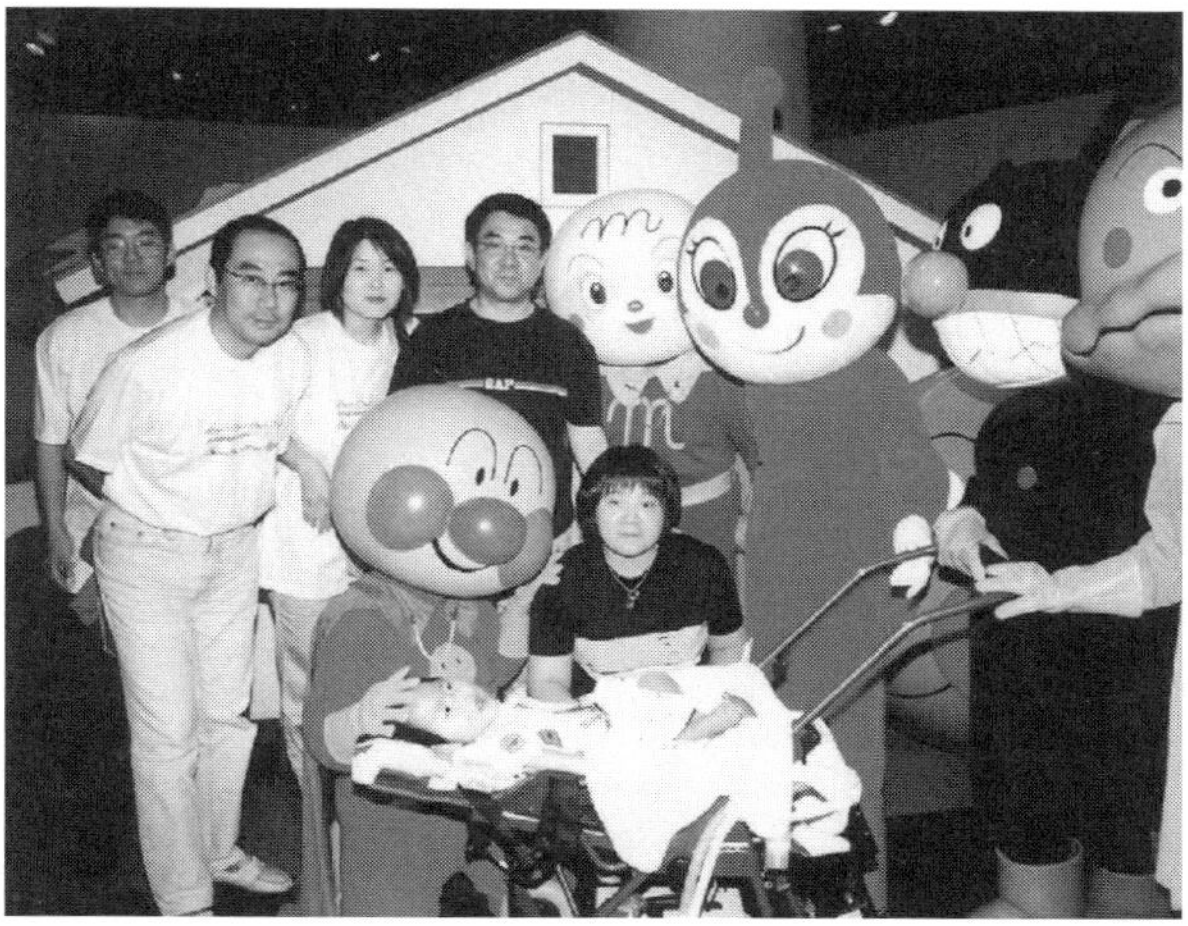

A君はアンパンマンと会えたよ！

ろA君を乗せたままのバギーは機内には入らない。それで、お父さんがA君を抱きかかえ、僕がその隣について、歩きながら手動の人工呼吸バッグで補助をすることになりました。空気を送り込むアンビューバッグを手でもみながらの移動ですから緊張しましたが、なんとか無事にミュージアムに到着。A君はアンパンマンやばいきんまんに会えて本当にうれしそうでした。

障害があっても医療が動けば、旅行も不可能ではありません。障害がある人や高齢者の活動を支えるのも医療の役割なのです。

■退院した高齢者が寝たきりになる理由

日常の生活の中で医療、介護、予防（保健）、生活支援（福祉）、住まいの五つの視点から、その人にとって必要なサービスがトータルかつ継続的に提供される体制を「地域包括ケアシステム」といいます。ネーミングは少々堅苦しいですが、その理念は実にシンプルなものです。

この言葉を最初に使ったのは広島の御調《みつぎ》国保病院（現公立みつぎ総合病院）の山口昇先生。脳神経外科の医師です。先生は脳卒中の患者さんの命をたくさん救いました。ところが、元気になって退院したはずの患者さんが何年かすると認知症や寝たきりになって病院に舞い戻ってくるのです。再入院の目的は、病気を治すというよりも病院で身の回りの世話をしてもらうためです。これは老人医療が無料化された一九七〇年代のことですから、いわゆる社会的入院をする人が少なくなかったのです。

山口先生は「なぜ退院した患者さんたちは寝たきりになってしまうのだろう」と考え、町と病院のスタッフ総動員で訪問調査を開始しました。その結果、寝たきり老人をつくる原因は、医療でなく生活にあることがわかったのです。

たとえば、夫婦共稼ぎが当たり前になると、同居をしているお年寄りは日中ひとりぼっち。家庭内独居です。また、お年寄りがいったん入院してしまうと隣近所の人たちと疎遠になり、退院してからも地域から孤立してしまいます。一人で買い物に行くこともないし、近所づきあいもないので他人と話す機会もなくなる。退院したのはいいけれど、どうしてもひきこもりがちになり、体力も気力も衰えます。そして、家族の介護力も十分とはいえないので、お年寄りは家庭内で不自由な生活を余儀なくされるのです。介助の手がないとトイレも入浴も難しいので、おむつと清拭に頼らざるを得なくなります。そして、ある時、発熱したりするとお年寄りは病院に逆戻りさせられてしまうのです。つまり、高齢者の日常生活のよしあしは、家族および周辺の人々など地域コミュニティーと深い関係性があることがわかります。

二〇〇三（平成十五）年、厚生労働省老健局が「二〇一五年の高齢者介護〜高齢者の尊厳を支えるケアの確立に向けて」という報告書をまとめ、これにより地域包括ケアシステムの理念がクリアになりました。この時、すでに介護保険制度もスタートしていましたが、山口先生が調査した一九七〇年代当時の状況は、そのまま今の時代にも当てはまります。そして、この現実はさらに深刻化しています。ここで重要な役割を果たすのが在宅医療です。地域包括ケアシステムをよりスムーズに活用するためには、地域コミュニティーの中で在宅医療の新しい仕組みをつくらなくてはなりません。

大上段に「在宅医療」というと、なにやら面倒なことのように思えますが、こちらも発想は非常にシンプルです。そもそも在宅医療というのは、医療スタッフが通院ができなくなった患者さんに医療を提供すべく、彼らの暮らしの場に出向くことです。通院できなくなった患者さんがみな病院に入院しなければならないかといえば、そんなことはありません。「医者に診てほしいけれど、入院はいやだ」という人は少なくないと思います。加齢のために身体が弱ってきても最期まで自宅で過ごしたいという人もいるでしょう。

しかし、自宅で療養したり、そのまま在宅で看取ってほしいとなると、往診や訪問看護が必要になります。そこで、自宅で療養する時に必要な医療サービスを届けるのが「出前医療（在宅医療）」ということになります。これからの時代、この出前医療は、町の開業医、つまり、かかりつけ医がかかりつけ医であるための大切な条件の一つだと思います。

ちなみに「医療」という言葉を辞書で引くと、「医術で病気を治すこと」「治療」「命を救う」などと書いてあります。が、これでは在宅医療の本質は見えてこない。なぜなら、医学の力で治せない病気もあるからです。ある辞書には「専門の医師が健康診断や病気の予防対策を行なったり患者の治療に当たったりすること」となっていました。僕はこの〝専門の医師〟というのが気に食わない。専門医でないと医師ではないみたいと思うのは勘繰り過ぎかもしれませんが、これでは在宅医療の本質は絶対に理解できません。

僕が行なっている在宅医療をあえて定義するなら、患者さんたちの生活の場で医療を提供することです。ただし、「生活の場」というのは、自宅とは限らず施設でもホテルでもいい。そして、在宅医療というのは年齢や性別、疾病や障害にかかわらない〝全人的〟で、かつ介護や福祉、予防や保健、家族や地域を視野に入れた〝包括的〟な医療です。全人的かつ包括的で機動力のある医療、フットワークのいい動く医療――それが僕が考える在宅医療ということになります。そして、患者が望むなら、住み慣れた、居心地のよい場所で看取りまで支えます。そのためには、医師だけでなく看護師、ホームヘルパー、薬剤師、管理栄養士、歯科医師、リハビリスタッフなど医療や介護にかかわるさまざまな職種の人たちが力を合わせて利用者やその家族を支えなくてはなりません。これは介護保険制度を利用したことのある人ならわかると思います。要支援・要介護に認定された人たちが何を必要としているかを判断し、ケアプランをつくるケアマネジャーをはじめ、高齢者介護の地域の窓口である地域包括支援センターやデイサービスセンターの職員なども連携を取り、利用者を支えてくれます。

このように在宅医療には地域のさまざまな職種の人たちのチームプレーが必要です。チーム内での僕ら医師の役割は患者の病態を判断し、指示を出し、責任を取ることですが、医師は主役ではありません。主役は訪問看護師。看護師は「治す」「いたわる」「癒す」という三つの得意技を持っています。療養生活を送っている人たちにとって、この技はなくてはならないものなのです。二〇〇九（平成二十一）年、日本看護協会など看護師の職能団体が国民の安全・安心な在宅療養生活の実現や訪問看護のさらなる推進をめざして訪問看護推進連携会議を立ち上げています。

看護師の団体には遅れをとりましたが、日本医師会も二〇一一（平成二十三）年に在宅医療連絡協議会を発足。さらに学術誌で「午後から地域へ」というキャッチコピーで在宅医療を取り上げました。これは外来診療の延長線上に在宅医療が存在するという考え方です。「午前中は外来診療、午後は地域の人々の往診をしましょう」というわけです。都市部では高齢者が爆発的に増え、高齢ゆえに医療機関の外来に来られなくなる人も出てきます。そんな時は、医師や看護師などが患者のところへ往診に行けばいいのです。

■地域がフィールドの歯科医

医師や看護師と同様、今、歯科医師たちも在宅医療に熱心に取り組んでいます。日本歯科医師会では、「歯科医師の使命は人々が口から安全に食べることを支援すること」だとし、患者がいかなる状況や環境におかれても歯科医療を受けられるよう、都道府県・都市区歯科医師会とともに在宅歯科医療についての明確な方針を打ち出しています。

口から食べることにより病気の回復が早くなることは明らかです。人間にとって口から食事が摂れるということは、非常に重要なことです。そのためには口腔ケアが必要になります。しかし、日本で歯科を設けている病院はあまり多くはありません。口腔外科のある総合病院はありますが、がんで入院している患者が「歯が悪くて食事が摂りにくいのですが……」と訴えると、病院側はおそらく「では、口からの食事はやめておきましょう」と言うでしょう。しかし、食べることは栄養を補給して命をつなぐだけではなく、暮らしの中の楽しみでもあり、文化としての意味もあります。

僕は、たとえ胆嚢がんの患者であっても自宅に戻り、在宅医療に切り替えたなら、食事制限は極力しないことにしています。天ぷらを食べて、翌日亡くなった患者さんがいましたが、家族は「大好物を食べて死ねたんだから」「病院では食事ができなかったけれど、家に戻ってから食べられたのがよかった」「本当においしそうだったんですよ」などと喜んでくれました。病院の治療は病気を治すことが大前提なので、「あれはだめ」「これもだめ」ということになってしまうのは致し方ないとはいえるのですが……。

僕は、日本の在宅医療の理解が進まない理由の一つに、病院の医師たちの在宅医療に対する誤解や偏見があると思っています。が、歯科のフィールドはもともと地域です。患者さんは虫歯や歯周病になると、まず地元の、近くの歯医者さんに行きます。虫歯の治療を病院でしようという患者さんはあまりいないのではないでしょうか。歯科の先生方が在宅医療に対して慧眼《けいがん》をもっていらっしゃるのは、ごく自然なことなのかも知れません。

外来診療の合間に軽自動車に治療で使うさまざまな機器をあれこれ積み込んで、地域を巡る歯科の先生に出会うと、在宅医療もここまで来たかと、うれしくなります。

■地域をケアし、地域をつくる

「コミュニティーケア」という言葉があります。日本語でいえば、「地域医療」とか「地域福祉」ということになるのでしょうけれど、これをきちんと定義するのは簡単なことではありません。ほとんどの医師は「地域でケアする」と考えています。が、東京大学の名誉教授で、介護保険制度の生みの親である大森彌《わたる》さんは「地域をケアする」のだとおっしゃっています。「地域でケアする」と捉えると、地域というのは医療を提供する「場所」という意味にしかならないので、コミュニティーケアの本質は見えてきません。

僕はコミュニティーケアというのは、地域が主体となってケアすることだと思うのです。コミュニティーそのものが人々をケアをする。同時にそれはコミュニティーをつくっていく一つの要素でもあるのです。最終的にはコミュニティー自体もよくなっていく——これがコミュニティーケアだと思います。この考え方は地域の開業医でも、現場に赴かないとなかなか見えてこないかもしれません。

在宅医療を進めていくと、地域が変わっていく。だから、在宅医療は地域づくりなんだと、僕は考えています。在宅医療を進めることで、人と人の絆が深まる。赤ちゃんの誕生も老人の死も当然なことであり、同時に命の重みを感じることであるはずなのに、いつからか、どちらも病院で行なわれるようになって、毎日の暮らしからは遠のいてしまいました。これらを生活の場に取り戻すことで、人々が命をつなぐ場面を共有でき、人と人の結びつきがさらに強まるのではないでしょうか。

死んだ人に触れると冷たい。でも、死んだ瞬間から冷たいわけではありません。なぜ死んだ人は冷たくなっていくのでしょう。その答えは誰も教えてくれません。こういうことは、生活の場で自ら体験して学んでいくものなのです。これがデス・エディケーションです。今の若者はバーチャルな世界の中でモノを理解した気になっていますが、リアリティーのある死を体験することで、これからの日本人は変わっていくのではないかと思います。

■人生の最期を支える医療

人の命を救うだけではなく、看取ることも医療の大きな役割といえます。誰しもできれば、苦しまずに安らかに最期の時を迎えたい。それを支えるのも僕ら医者の仕事です。緩和ケアが発達したことで（緩和ケアは死ぬための医療だというのは誤解ですが）、がんの末期でも安らかに眠るような最期を支えることができるようになりました。これは安全な医療用麻薬が開発され、それを（自宅でも）使える制度ができたことも大きな要因のひとつでしょう。

最近、テレビなどで痛みを感じさせないように鎮静剤で眠らせ、そのまま最期を迎える「終末期鎮静」が取り上げられています。NHKと日本在宅ホスピス協会などの調査では在宅医の四割が過去五年間に終末期鎮静を行なった経験があるといいます。

でも、僕の体験からいえば、自然死（ナチュラル・デス）の場合は苦痛がないことが多い。歳をとって老衰で死ぬのは苦しくないのです。だから、科学としての医学がまだ確立していなかった昔、老衰で死ぬ人は苦しまなかったと思います。

さて、在宅医療は通院できない人たちに対して医師や看護師が暮らしの場まで医療を提供しに行きますが、この延長線上にあるのが看取りです。住み慣れた居心地のよい場所で人生の最期を迎える人を支えるのは、在宅医療に携わる者の役目というより当然の仕事といえると思います。長寿をめざすのではなく、天寿をまっとうしたい人たちにとって、一分一秒長く生きることよりも「充実した人生だった」「思い残すことはない」という気持ちで旅立てることが大事だと思うのです。うちの診療所ではこれまで多くの患者を在宅で看取りましたが、本当に安らかな自然な死というものもあるのです。

その患者は女性でした。高齢ですが、特に健康状態に変化があったわけではありません。往診の時に「たまには血液検査をしましょう」と採血をして、いつものようにしばらく四方山話をしていました。「じゃあ、お大事に」と僕がお暇《いとま》を言い、車に乗り込んだとたん、「先生、おばあちゃんが息をしてないんです」とお嫁さんが追いかけてきたのです。取って返して診察すると、すでに亡くなっていました。「本当に安らかな顔で、今、眠りについたみたいでした」という家族の言葉のように蝋燭《ろうそく》の火がふっと消えるような亡くなり方でした。持ち帰った血液を検査しましたが、異常なし。体の状態が生化学的には正常でも、歳をとって衰えると、こういうこともあるのです。この女性の死因をあえていうなら、「寿命」ということになるでしょう。まさしく自然な死でした。

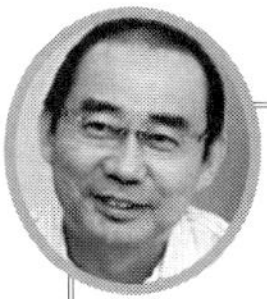

◆本人の意志に沿う死を迎えるために◆

終末期医療のあり方が問われている。現在の終末期医療は回復の見込みのない状態の人に莫大な医療費をかけ、延命行為は苦痛を長引かせるだけだという指摘もある。一方、この指摘は「生産性のある人間のみが生きるに値する」という価値観につながるという声もあり、難しい問題だ。

「死ぬときは、できるだけ苦しまないようにしてほしい」「無駄な延命は行なわないでほしい」という希望がある人は、生前に意思表示ができる「リビング・ウィル」を書いておくのもひとつの方法だ。これは生前発効の遺言書ともいえるもので、無意味な延命措置の拒否、苦痛を和らげる措置の実施などを明示しておくことができる。

延命技術が進んだ現在だからこそ、どう生きるかと同時に、どう死ぬのかを考えることも大切になってきたのだ。日本尊厳死協会などでも自然な死を確立する運動を展開している。

大好物の鰻の蒲焼きを食べた翌朝、家族が気づいたら亡くなっていたなんてケースは珍しくありません。こういった時、もちろん家族は驚き、寂しさを募らせますが、不思議なことに無念さはあまりないのです。

老衰の場合、医学的に死期を予測するのは困難です。ただし、ずっと在宅で診察している場合は、「そろそろかな」ということはだいたいわかります。「最近、食べなくなったし、いつも眠っています。そろそろでしょうか」と家族が気づくこともありますし、本人が突然、感謝の気持ちや別れの言葉を家族に伝えたりすることもあります。旅立ちの日が近いということは、本人も家族も感覚的にわかるのだと思います。自然な死とはそういうもののような気がします。

自宅で看取りたいけれど、自信がないという家族は少なくありません。「ちょっと目を離している隙に逝ってしまった」「洗濯物を取り込んでいたら、その間に亡くなってしまった」などと嘆く人もいますが、それはその人が家族の気配のある、生活のにおいのある自分の城で一人で逝きたかったのだと、僕は思うことにしています。看取りは目的ではなく結果です。いつもの暮らしの中で逝くのが自然なことなのです。多くのお年寄りが自然な死を望んでいるのなら、それを叶えられるようにするのが僕たち医療スタッフや介護スタッフの務めではないでしょうか。看取りのために特別な何かをするのではなく、いつ亡くなっても納得できるように心のこもったケアを提供したいと思っています。

今の日本では、死は「不浄なもの」「怖いもの」と感じている人が多いようですが、これは病院で亡くなることが普通になってしまった昨今、死を身近に感じられなくなったからでしょう。でも、お年寄りの死は生活の流れの中にある自然な営みなのです。今後、在宅での介護や医療が進むなかで、お年寄りの死を自然なものとして受け入れられる人々の感性も育っていくと思います。これは若い医療職や介護職の人たちにもいえることです。

■在宅でも死ねる街、病院でしか死ねない街

僕は在宅医療の現場で、医者として介護や医療などさまざまな社会システムの変化を目の当たりにしてきました。だから、どんなに偉い学者が机上の論理を積み重ねても役立たないことがあるのを知っています。たとえば、一般的には高齢化率が上がると高齢者が増えるといわれますが、これは必ずしもそうではありません。確かに大都市では、高齢化率の上昇とともに高齢者数は増える。しかし、地方都市で高齢化率が上がるのは、若者がいなくなるからです。この場合、高齢者数はさほど増加しません。

極端なたとえ話ですが、ここに百人の村があったとします。百人の内訳は六十人が高齢者、四十人が若い人です。この時点での高齢化率は六〇％。しかし、数年後、高齢者十人が亡くなり、若い人十人が村を出てしまいます。すると、村の人口は八十人になります。高齢者は十人減って五十人になったわけですが、高齢化率はというと、六二・五％で数年前より高くなっています。高齢化率

が高くなった原因は若い人が減ったことです。

つまり、この辺りを理解して施策を立てないと、よいシステムは生まれません。また、都心の人口密集地で往診するのと、僻地の広大な地域を一人の医者がカバーするのでは、まったく違います。地域分権、地方分権で、その地域の実情に応じて、それぞれの暮らしの単位でシステムをつくっていかなければなりません。地域の特性に対応した、現場で生かせる制度が必要になります。

在宅医療の現場では、医師、看護師、介護士などの専門職が仕事を分業していますから、それぞれがうまくシンクロナイズしないと、実際には機能しません。制度上の課題は、この辺にあります。改善が必要です。ただし、ここに科学的なエビデンスがなければ、なかなか改善してはもらえない。僕らの経験論からは明らかに改善すべき点なのに、客観的な証拠がないために、取り上げてももらえないことも多い。これは本当にもどかしい。だから、僕ら在宅医療に携わる者はデータをきちんと取ってエビデンスを積み上げ、在宅医療をさらに普及させるために役立つ方策やツールを開発しなければならないと思っています。

高齢社会の問題は、大都市と地方都市では異なります。対象となる市区町村の人口規模によっても異なってくる。現在、基礎自治体である市区町村は全国に一七四一あります。そのうち、二十万人都市は一〇〇カ所程度です。都市には若者もいるし、お金持ちもいるので、多様性があります。問題意識の高い人が牽引役となれば、終末期医療などに対する意識も変わってきます。

一方、地方都市よりもっと人口の少ない僻地や離島などでは人々の考え方も都市とは異なります。

ただし、福祉や介護の問題は、たとえばやる気のある保健師が一人いることにより、コミュニティーレベルで解決できたりするのです。

一番深刻なのはといえば、基礎自治体の中でもっとも数が多い、人口五~十万人台規模の地方都市です。これは全国に六〇〇以上ありますが、若者が流出し、労働力も乏しく、経済的にも元気がない。お金持ちもあまりいません。にもかかわらず、大都市とは違って病院のベッドには空きがあります。患者は薬の副作用やインフォームド・コンセントなどもそれほど重視しないので、二十世紀型の病院経営で高齢者をずっと抱え込むことができる。それで、高齢者の多くは病院で最期を迎えることになるのです。こういった共通の課題をもつ地方都市に焦点を絞り、看取りまで支える在宅医療を推進していかなくてはならないと考えています。僕ら在宅医がめざしているのは「病院でしか死ねない街」ではなく「在宅でも死ねる街」なのです。

■地域包括ケアシステム構築のための七つの視点

地域包括ケアシステムの構築は、それぞれの基礎自治体に課せられています。つまり、全国にある一七四一の自治体がその地域の実情にあったオリジナリティーのある独自のシステムをつくらなければなりません。これは市区町村それぞれの努力にかかっているといえます。

僕が理事長を務める医療法人アスムスには三つの診療所があります。一つは栃木県小山市、もう一つは栃木市、そして三つ目は茨城県結城市です。この隣接した三つの基礎自治体にある三つの診療所は、いずれも二〇〇六年に制度化された在宅療養支援診療所の要件を備え、さらに患者の七〇～八〇％の看取りまでを支えており、機能強化型在宅療養支援診療所としての追加要件も満たして

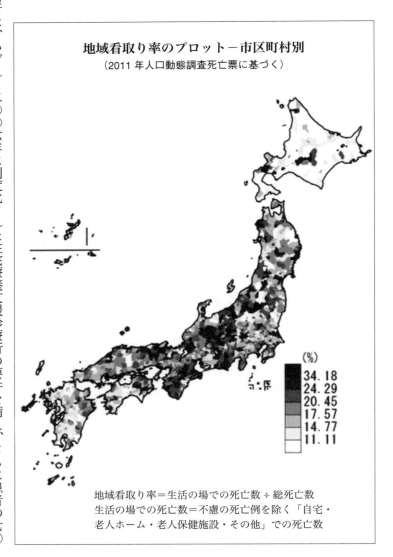

います。ですから、この隣接する三つの自治体には、同質の在宅医療サービスが提供されていると考えていいと思います。にもかかわらず、なぜか自治体によって在宅医療に対する評価や人気には偏りがあるのです。

「住み慣れた地域に暮らして安らかに旅立つ」という理念をもつ地域包括ケアシステムには「暮らす」と「看取り」という大きな二つの要素が含まれます。ここで明らかにしておきたいのは、「在宅で看取られる」「生活の場で看取られる」というのは、あくまでも結果なのです。体を拘束されたままとか、不仲な冷たい家族に囲まれて在宅で看取られても決して幸せとはいえません。在宅（生活の場）で看取られることが「幸せ」だというためには、それまでの暮らしが幸せであることが前提になります。

そこで、地域診断ツール（注）の一環として全国の基礎自治体それぞれの死亡統計票から病院や診療所以外の看取り率を算出し、日本地図に落とし込んでみました（前頁の図）。すると、生活の場で死亡する地域看取り率が三五％以上の地域もありますが、なんとその隣の地域は看取り率が◯％だったりもするのです。在宅医療を提供するための介護保険や医療保険の制度は、保険料こそ地域によっていくらか異なるものの、全国一律のはずです。それなのに看取り率にこれだけの差があるのはどうしてなのでしょう。北海道から沖縄までの一七四一市区町村は、気候や地形、文化や習

（注）２０１０～２０１３年、社会技術研究開発センター（ＲＩＳＴＥＸ）の助成を受け、在宅医療を推進するための地域診断ツールの開発を行なった

慣が異なります。つまり、在宅医療の推進は医者が患者の家（生活の場）に往診に出向くか否かなどの医療サービスの質だけの問題ではないということがわかります。しかしながら、国民の二人に一人以上が在宅で最期を迎えたいと考えているのは明白な事実なのです。

在宅医療の推進における地域間格差がなぜ生じるのかを探るために、在宅医療先進地域（夕張市、函館市、陸前高田市、宇都宮市、東京都大田区、横浜市、岐阜市、宮古島市など）を訪ね、聞き取り調査をしてみると、共通の要因がいくつか見つかりました。まずは医師、看護師、ソーシャルワーカー、行政マンなど地域によって職種はさまざまですが、熱意あるキーパーソンがいることがわかりました。そして、こういった地域では、医療・介護・福祉関係者が顔を会わせる機会が多く、現場で多職種の人々が連携して協働していました。これらの地域ではすでに独自の地域包括ケアシステムがしっかり機能していたのです。要するに看取りまで支える在宅医療に積極的な地域は、地域包括ケアシステムの構築がきちんとなされているということができます。

在宅医療先進地域の聞き取り調査の結果を踏まえ、医師や訪問看護師など在宅医療実践者とのブレインストーミングから在宅医療推進を考えるうえで重要な視点が導き出されました。地域包括ケアシステム構築のための視点は次の七つといえます。この七つの視点から自分の暮らしている町を俯瞰することで、わが町の在宅医療の推進ぶり、つまり地域包括ケアシステムの機能が洗い出せるはずです。

地域包括ケアシステム構築のための七つの視点

①在宅医療　最期まで生活の場で療養できる医療体制

②入院医療　退院後の生活を見据えた入院医療体制

③在宅介護　療養生活を支える質の高いケア体制（介護保険制度の充実）

④市区町村行政　介護保険の保険者でもあり、公益的、非営利的活動を担うという態度と意識

⑤地域連帯　地域の組織や団体の連携、サービスの連携、専門職の協働

⑥コミュニティー　自助、互助を基本とした支え合う力

⑦利用者意識　在宅医療への理解と在宅医療を選択する覚悟

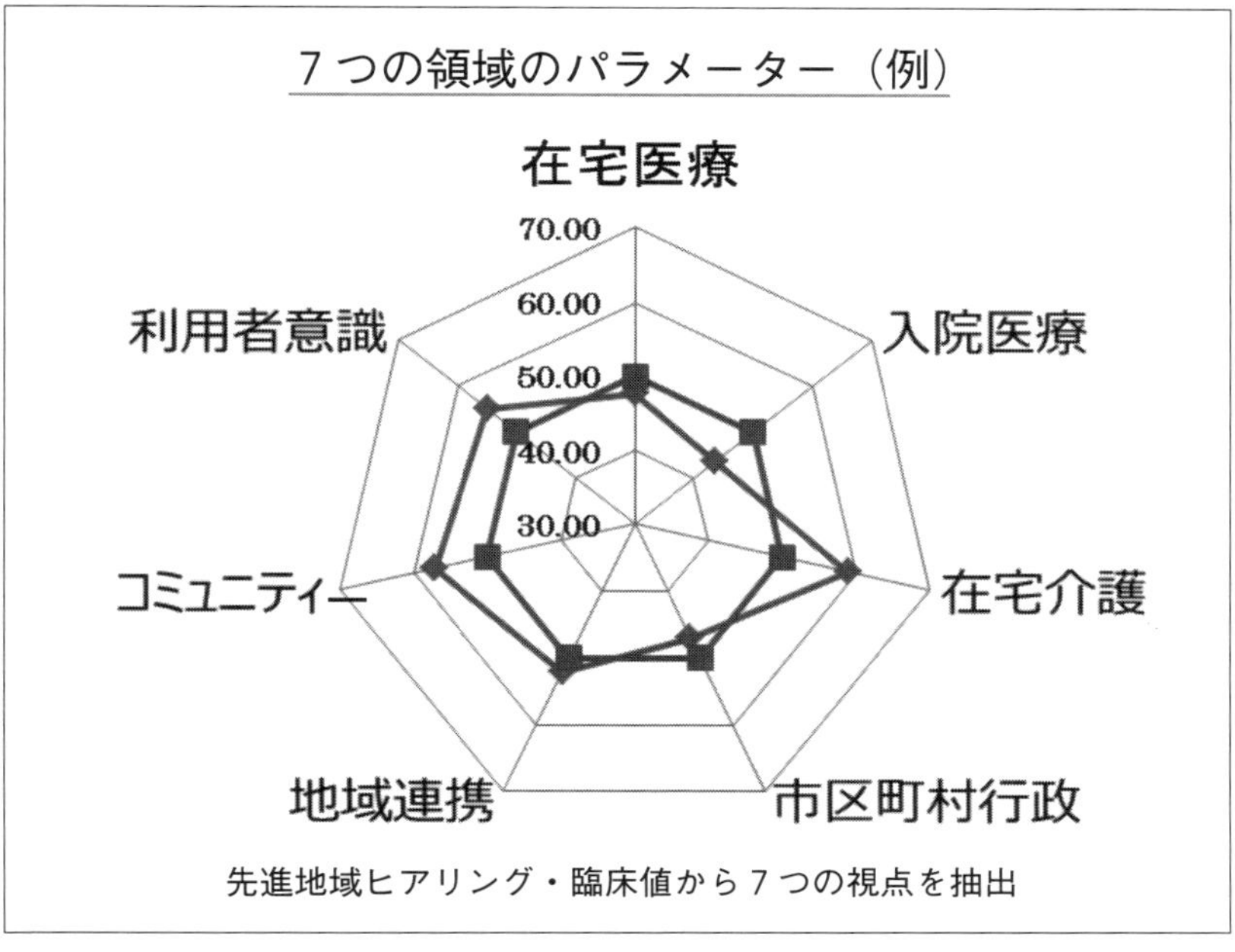

先進地域ヒアリング・臨床値から7つの視点を抽出

人を真ん中に据えて考える介護と医療、地域包括ケア

社会福祉法人スイートホーム　特別養護老人ホームひまわり
常務理事・総合施設長　佐々木　剛さん
事務長　佐々木　孝徳さん
医務室課長・看護師　青木　千代子さん

栃木県栃木市都賀町にある特別養護老人ホーム「ひまわり」は、二〇〇二（平成十四）年七月に開所しました。「特養も在宅のひとつの形」という、この施設では二〇〇九（平成二十一）年、栃木県の特養では初めて「日中おむつゼロ」を達成したことでも知られています。そして、生活の延長として入居者の看取りも行なっています。佐々木総合施設長、青木医務室課長、佐々木事務長に、それぞれの立場から施設における介護と医療、看取り、地域連携などについてうかがいました。

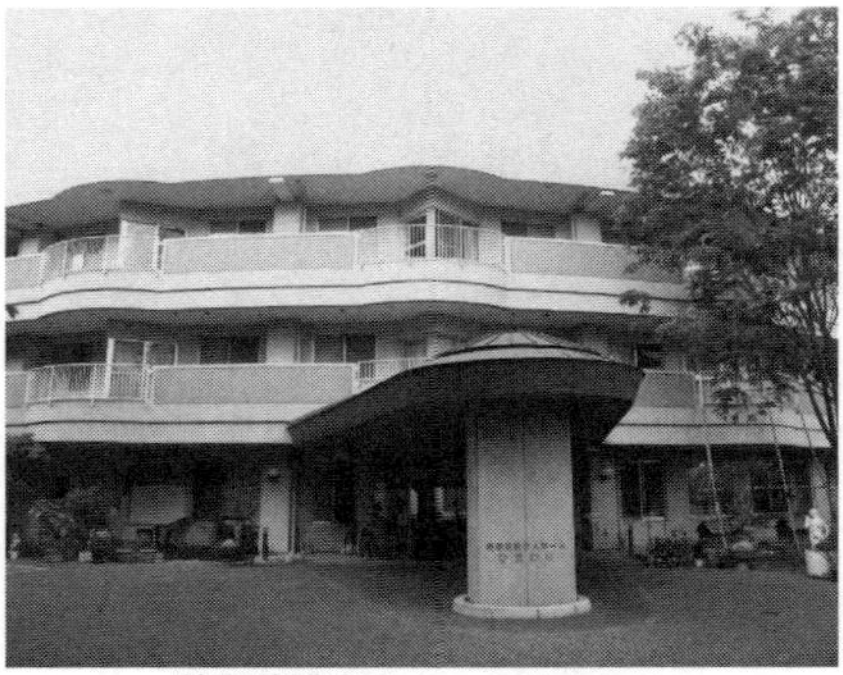

特別養護老人ホームひまわり

高齢者施設に不可欠な二十四時間三六五日体制の医療

――入居者の看取りはいつ頃から行なっているのですか。

施設長　二〇〇六（平成十八）年、介護保険法の一部改正により特養の重度化対応加算と看取り介護加算が創設されました。そこで、私たちの施設も入居者の約七〇％が要介護認定四と五になりました。つまり、特養では看取りが必須になったわけですが、当施設では、改正前から看取りを行なっていました。私がこの施設を預かるようになった二〇〇三（同十五）年のことです。当時は半年間に何人もの人を看取りましたが、体制が不十分なこともあり、医務室長を務めていた看護師への負担が重なり、彼女が体を壊してしまいました。それで、看取りは一時、中断しました。その結果、入居者の要介護度も軽くなり、職員の負担も減りましたが、地域の要望に応えられないことは、正直、歯痒かったですね。

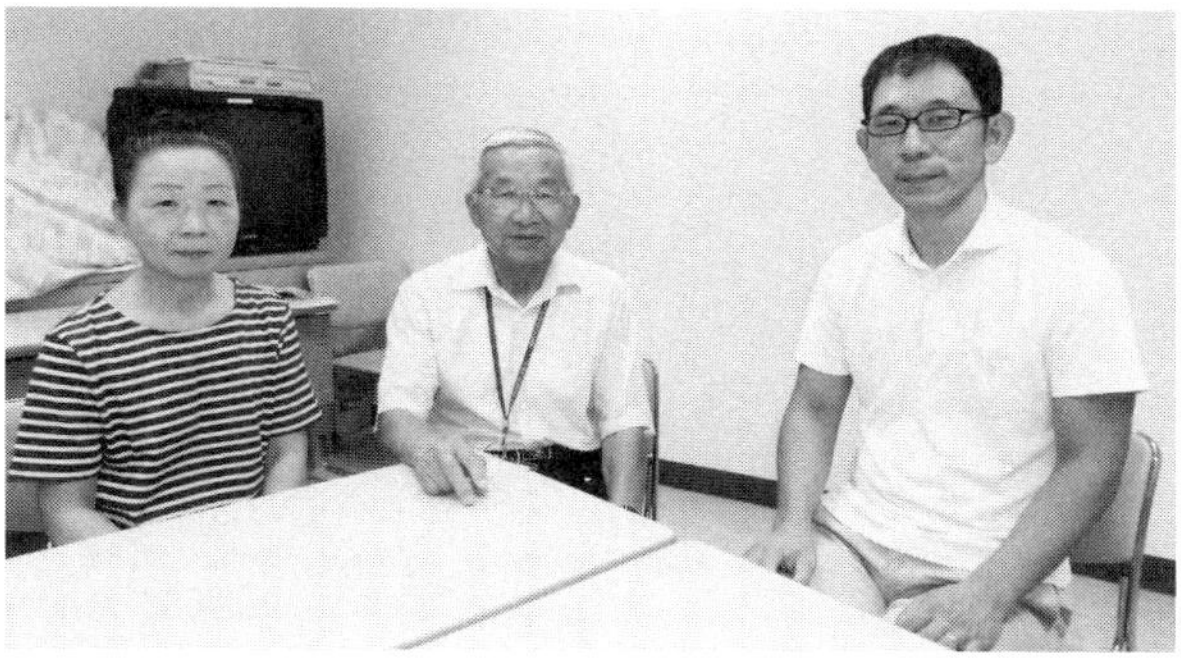

ひまわりの（右から）佐々木孝徳、佐々木剛、青木千代子の各氏

医務室課長　その頃、私はまだ他部署におりましたが、二十四時間三六五日体制で協力してくれる嘱託医がいな

かったことも看取りを困難にしていたのだと思います。

施設長　当時は地元の開業医に依頼していました。開業医の先生は、やはり自分の患者さんを優先しますから、入居者がお亡くなりになる時に往診していただくことはできません。それでも亡くなった人の死亡時刻はいつも朝七時なのです。夜中に亡くなっても夜明けに亡くなっても「午前七時」ですから、家族は納得できませんよね。職員もご家族への対応に苦慮していました。そして、二〇〇六年の制度改正を迎えて、どうしたものかなあ……と。そんな時――私は壬生町に住んでいるのですが――のぞみホームの代表である奥山さん（79ページ参照）から「うちの嘱託医はいいですよ。真夜中でも飛んできてくれます」と、蔵の街診療所のことを聞いたのです。その嘱託医というのが太田先生だったのです。とにかく会ってみようと、太田医師を訪ねました。二〇〇六年の初夏です。太田先生は、私の話を聞いて、「人間尊重という理念も一致しているし、それなら、嘱託医を引き受けますよ」と即答してくれました。

――その時、どんなお話をされたのですか。

施設長　当法人の理念も憲法の基本理念である人間尊重が第一ですが、太田先生の話は、なにしろ人がど真ん中に座っているんですよ。太田先生と私は医療と介護という立場は異なるけれど、人や地域を真ん中に据えてトータルにマネジメントしたいという考え方は互いに大いに共感できるものでした。再び施設で看取りをしよう、と踏み切れたのは制度改正が背中を押してくれたということもありますが、何よりも太田先生と私の価値観が近かったからだと思います。

——たとえば？

施設長　たとえば、薬を何種類も飲まされているお年寄りがいますよね。薬漬けなのに、大好きなお酒は飲んではいけないと、お医者さんに言われている。本人が（酒を）飲みたくて、家族も「飲ませてやって」と言うなら、少しくらい飲んでもいいじゃないか、というのが私と太田先生の考え方ですね。晩酌しながら、「今日も生きてる」と実感できるなら、これはいいことじゃないかな。看護師の青木さん（医務室課長）は、「だめ」と言うかもしれないけれど……（笑）。

医務室課長　そうですね（笑）。私たちが看取りを始めた時は、最初から太田先生が嘱託医としていてくださったので、本当に安心でした。「何かあったら、いつでも呼んでください」と言ってくれるし、電話で指示も仰げます。

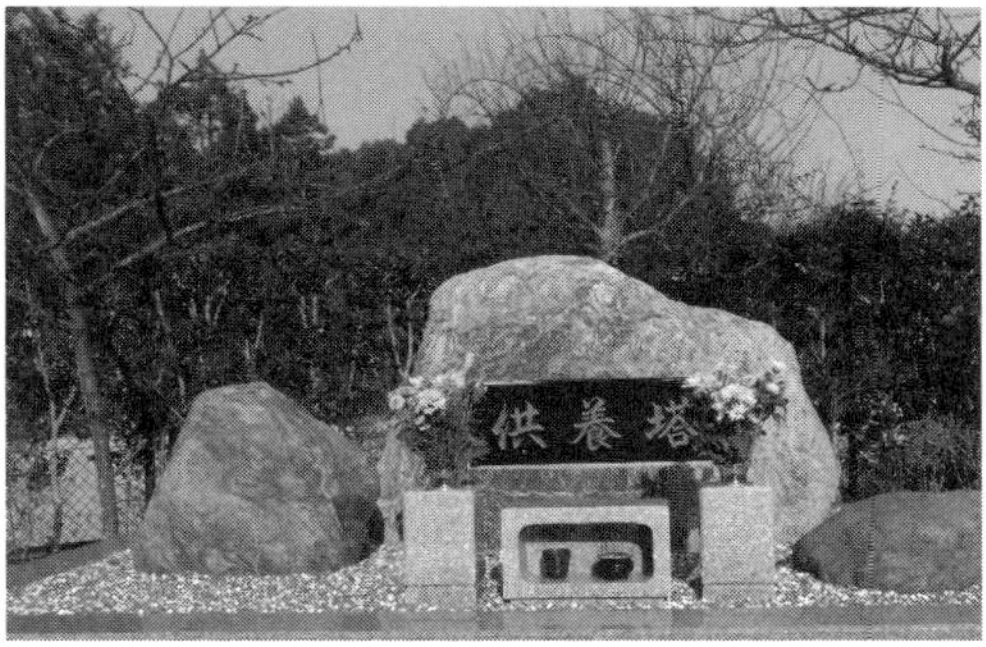

供養塔。毎年、供養祭も開催される

暮らしの延長としての看取り

——職員のみなさんにとってよりよい看取りとは？

施設長　私は在宅でも施設でも最期をどこで迎えるか、その人自身が選べるのがいいと思っています。私は今、たまたま施設を担当しているけれど、施設も限りなく在宅の延長であるべきだと考えます。一九六三(昭和三十八)年、老人福祉法により特別養護老人ホームができたのは、時代の流れの中では有効でしたが、特養はどうしても収容所的なにおいがします。でも、本来、特養も普通のアパートと同じ、ケアつきの住宅ですよね。その中では看取りも当然のこと。その人が限りなく自分らしく生きていける場所であるべきなのです。人が生まれて少年期、青年期、壮年期、老年期を経て、最期に人生を自分で閉じていく――その最期の部分を私たちがお手伝いするということなのです。

――看取りを希望される方は入居時に申し出るのですか。

医務室課長　入居時にはそういったことは、お聞きしません。入居者の方々は要介護度が高いので、半数以上は意思表示ができません。それで、「ご飯を食べられなくなったけれど、今後、どうしましょうか」などと、ご家族に相談します。鼻からの栄養は不快感がありますし、むせることもあります。だから、「最期まで経口摂取にしましょう」とか……。その時に、その方の生活歴などをお聞きして、ここで看取っていいのかどうかを決めます。

――看取りの時に配慮されていることがあれば……。

施設長　医師や看護師、介護士など専門職の心のこもった対応はもちろんですが、最期の時は家族の対応が不可欠です。孫であったり、息子だったり、嫁さんだったり……。「おじいちゃん、これまで、ありがとう」とか「いっしょに過ごせて楽しかったよ」という生の声を聴き、奥さん、子ども、お孫さんが最期に寄り添って送ってくれることが何より安心です。青木さん（医務室課長）は、これまで多くの看取りに立ち会っているから、そういうところをいろいろ見られていますよね。

医務室課長　施設長のおっしゃるように看取りには家族が欠かせません。ご主人が亡くなるまで一カ月近くもここに泊まり込んでいた方もいます。ベッドの隣に畳を敷いて、ずっと寄り添っていらっしゃいました。自宅に帰るのは着替えとお風呂くらい。でも、この方はご主人を看取ることができて満足だったと思います。親が亡くなるまで交代で泊まり込んでいるごきょうだいもいましたよ。しかし、時には残念なこともあります。「老衰だから、ここで看取ってください」と、おっしゃったのに最後の最後になって「やっぱり病院へ運んでください」という家族もいるのです。病院の救急外来で息を引き取られるのは、寂しいですね。あと、ご家族みなさんの意見が揃わない場合も困ります。

――看取りは、入居者やその家族と、職員の信頼関係が一番大切になりますね。

施設長　亡くなる瞬間よりも、それ以前が大事です。それぞれ在宅の生活があって、それからさまざまな事情により、ひまわりへ来られる。ひまわりへ来てからの生活が大事なのです。ここでの信頼関係が最期の閉め方にも大きく影響します。しっかりと生きることが最期を自分らしく閉じていくことにつながります。私が言うのもおかしいけれど、ひまわりのスタッフは入居者を自分の親に置き換えて本当に人間的なケアをしていますよ。

事務長　限りなく在宅の延長線上に——というのが私たち職員の思いです。ですから、入居者の方々が亡くなったら、ケアはそこで終わりというのではなく、その後もここで暮らした方々を偲ぼうと、二〇一〇（平成二十二）年から毎年、家族や入居者と供養祭を行なっています。二〇一二（同二十四）年には供養塔も建設しました。また、喫茶コーナーなども設けて、地域に開かれた施設をめざしています。最近では「ここでボランティアがしたい」と申し出てくれる方もいます。閉鎖的にならず地域に発信していくことが大切だと思っています。青木さんも地域に出向いていますよね。

医務室課長　毎月、老人クラブに健康チェックに出かけています。当施設では管理栄養士も老人クラブや自治会などを積極的に支援しています。「初がつおを食べる会」とか「アンコウ鍋を食べる会」など実演つきの食事会に出掛けてお手伝いをしていますよ。

ケアの必要な人たちを地域のネットワークで支える

——施設や在宅における看取りは地域のネットワークが決め手です。地域包括ケアについては、どうお考えでしょうか。

施設長　二〇一〇年、国は地域包括ケアの考え方を提示しました。地域の人々が安心できる医療と介護というのは究極のテーマだと思います。ただし、財源が乏しくなり介護保険が崩壊しそうだから、という理由で要支援の人たちを地域に投げ出すのは納得がいきません。〝介護難民〟〝医療難民〟はどうすればいいのでしょうか。この人たちをどう守るかがこれからの大きな問題です。地域のネットワークということでは、栃木市は医療も介護も行政も社協もしっかり連携がとれています。訪問介護員と訪問看護師が勉強会を開いたり、歯科医師会と訪問介護ステーションが会議を持ったり……。

事務長　やはり、コミュニティーを動かさないと……。それにはネットワークをつくって支えることが必要ですね。

施設長　地域を、医療と介護を熱く語れる人がいるというのが一番大切なのではないでしょうか。当施設も地域とともに生きるということを念頭に「地域に対して何ができるか」「地域ニーズに応えられることは何でもやる」という心構えで、さまざまなことに取り組んでいきたいと思っております。

※特別養護老人ホームひまわりは、地域の総合福祉センターとしてショートステイ、デイサービス、訪問介護、居宅介護支援、配食サービス、障害者相談支援事業、子ども食堂などを実施している。

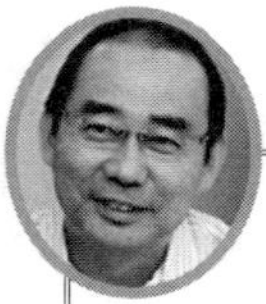

◆“痴呆症”が“認知症”に変わったら◆

朝、右手に鞄、左手にゴミ袋を持ってゴミ置き場まで行ったら、あらら？　なんと左手のゴミ袋が靴ベラに化けていた。ちょっとしたイリュージョン、いや、ちょっとした勘違い（ボケか？）である。トイレの後、チャックを上げ忘れるのと同様のうっかりミスだ（もし、チャックを下げ忘れたまま、ことに及んだ場合は、うっかりではすまないが……）。

一郎さんのお宅に往診に行くようになって、かなりの月日が経つのに、一郎さんはいつも「どちらさまでしたっけ？」と言う。お嫁さんがあわてて「大ばあちゃんもばあちゃんもお世話になった太田先生じゃないですか」と諭す。一郎さんの奥方も母上も在宅で僕が看取ったからだ。すると、一郎さんは「今度は私の番かね？」と言う。僕は「はいっ、それは……」と口籠もる。一郎さんはまだまだお元気だから、もちろん、看取りに来たわけではない。間の悪い沈黙が続いたが、「先生、大丈夫だよ。まだ、ボケてはいないよ」と一郎さん。僕は広くなりつつある額の汗を拭きながら胸をなで下ろす。

“ボケた”と自覚できるうちは病気とはいえない。が、自覚できなくなると問題である。だが、“痴呆”という病名は失礼だということで、ボケは“認知症”と呼ばれることになった。役人たちは、ボケ老人から「私たちのこの症状は認知症というのです。認知症という呼称はいい。これならプライドを傷つけられることもありません」などと絶賛されると考えているのだろうか。

どう呼ぶかという問題ではないと思う。病気の本質をきちんと理解して、どのように対応すべきかが問題なのだ。そういえば、「徘徊が散歩に変わる街づくり」という標語があった。これはうまい。僕もしばしば新宿の歌舞伎町あたりを徘徊（？）しているからだ。しかし、どう考えても“認知症”という呼称には違和感がある。もっとポジティブに“超夢の世界症候群”とでも言ってくれないだろうか。

五章

「終活」としての在宅医療

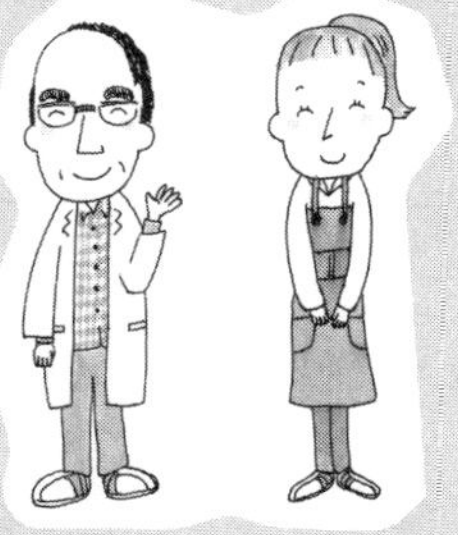

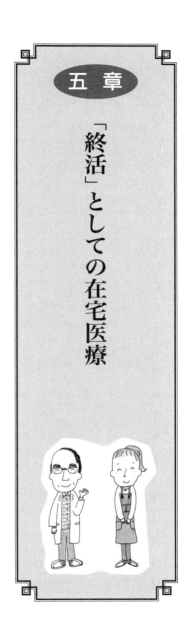

■病気と医療の概念が変わった

現在、日本では少子化に歯止めがかからないまま確実に高齢化が進行しています。出生者数は減少しているわけですから、当然、人口は減ります。二〇一五（平成二十七）年の概算値（総務省統計局人口統計資料等）によると、出生者数一〇〇万人に対して死亡者数は一三〇万人と、年間三十万人の人口が減少。やがて一〇〇万人単位で人口が減少すると予測されています。ちなみに一〇〇万人というのは富山県、秋田県、和歌山県などの人口に匹敵します（もちろん、これより人口が少ない県もあります）。

人口減少と急速な高齢化は経済活動に暗い翳《かげ》を落とし、健全な社会保障制度にも大きな不安を与えます。さらに、超高齢社会は疾病の構造も変えました。たとえば、肺炎は細菌やウイルス、マイコプラスマなど病原体の感染によって引き起こされます。ところが、高齢者に多い誤嚥性肺炎は飲み込みがうまくいかないために起こります。口の中の病原体が気管に入ってしまい、細菌が増殖するのです。ですから、治療法も異なります。誤嚥性肺炎の場合は、肺炎の治療もさることながら、飲み込みをスムーズにし、また、異物が気管に入ったら咳などでそれを速やかに排出することが重要になります。むせ込む力が残っている人のほうが羅患しにくいのです。嚥下機能が改善され、食事をしっかり摂ることができるようになれば、体も元気になり、肺炎もよくなります。つまり、病気そのものの原因を取り除くより、体力をつけることを優先したほうが効果的な場合もあるのです。

嚥下機能の低下は加齢に伴い、筋肉が衰えた状態を示す「サルコペニア（筋肉量の低下）」とみなすこともできます。これは「ロコモティブシンドローム（運動器症候群）」や「フレイル（虚弱）」などと同様、加齢に起因する症状ですから、薬で治すことは困難なのです。医者の治療だけではよくならない。症状の改善や予防には食事と運動が基本になります。このように高齢者の増加は、疾病の構造だけでなく概念さえも変えてしまったのです。

かつての医療の役割は、患者の病気を治し、命を救うことでした。ところが、超高齢社会の現在、いかにＱＯＬを高めるかということが医療の大切な要素になっています。

■医療の新たな役割

二〇一六（平成二十八）年、日本老年医学会は、加齢に伴い身体機能や日常生活の活動性が低下している状態を「フレイル」と呼ぶことを提唱しました。サルコペニアが加齢による筋力などの身体機能の低下を主な要因として扱うのに対し、フレイルには移動能力、認知機能、栄養状態、日常生活の活動性、疲労感など広範な要素が含まれます。ちなみに、二〇一三（平成二十五）年からスタートした「第二次健康日本21」で「メタボ」とともに巷に広まったロコモティブシンドロームは、身体の運動器に障害が起こり、立ったり階段を上ったりという日常での動作がスムーズにできなくなり、要介護になる可能性が高い諸症状を示します。

要するに新たに提唱されたフレイルは、サルコペニアもロコモティブシンドロームも包括する概念ということができます。フレイルは、身体的フレイル、精神的フレイル、社会的フレイルの三つに分けることができます。食欲がないとか足腰が痛いなどは身体的フレイルで、これは医者の領域といえます。「さびしい」とか「つまらない」とか「生きる意欲が湧かない」などは精神的フレイル、外出や買い物をしなくなるとか友達との交流がなくなるなど日々の活動の低下は社会的フレイルということになります。高齢になると、配偶者や友達が次々と亡くなります。歩くのが遅くなり、お酒が弱くなり、視力や聴力も衰えます。本当に喪失体験の連続です。引きこもりがちになり、外出や人づきあいがなくなると、高齢者の心身は急激に弱ります。このように三つのフレイルは相関関係にあります。そして、これらのフレイルを予防し、悪化を阻止し、人々の生活を支援するのも在宅医療の役目なのです。

三つのフレイルの中でもっとも上流にあるのが社会的フレイルです。これが阻止できれば、介護予防にもつながります。社会的フレイルを阻止するには、地域と豊かな関係を築くことが一番手っ取り早い。お年寄りのなかには仕方なく送迎バスでデイサービスに通い、いやいや風船バレーをしている人もいるようですが、それよりも近くのショッピングセンターやデパートに行くほうが気まで楽しいはずです。買い物をしたり店員さんとおしゃべりすることで、鬱々とした気持ちを発散させることができます。友達とランチをするのもいい。食事だって一人で黙々と食べるより楽しく食べたほうが消化もよく、栄養状態もよくなります。これで、フレイルは退治できます。

ところで、フレイルの原因は何でしょう？——それは誕生日が来ること。ずばり歳をとることです。ですから、根本的な原因は取り除くことはできません。残念ながら人が歳をとることに対して医学は無力なのです。しかし、実は多くの人々は、すでに元気に楽しく暮らすためには医療よりももっと有効なことがあるということに気づきはじめています。それをフォローするのが在宅医療なのです。

生活の場に医療を届ける在宅医療とは、毎日、医者が往診に行くことではありません。その仕事は、人々がより快適に暮らすために生活の場にその人が必要とする医療を過不足なく届けることです。その人のＱＯＬをできるだけ高めるために包括的指示をするのが僕らの役割だと思います（指示といっても医学が生活を支配するのではありません。念のため）。そういった意味で、在宅医療は地域包括ケアシステムと表裏一体の関係にあるといえます。

■コミュニティーの中のホーム

四章の「地域包括ケアの世紀」で、お話ししましたが、「コミュニティーケア（地域医療）」というのは、地域をケアすることです。これは同時に地域コミュニティーをつくっていく一つの要素であると、僕は考えています。

僕がつくりたいのは、地域全体が主体となってケアできるコミュニティーです。それぞれの家庭はエリアの中のハウスではなく、コミュニティーの中のホームといったイメージです。

たとえば、ヘルパーさんや看護師が利用者にケア（サービス）を提供するとします。この場合、どんなに心や技のある専門職でも利用者との関係は「あなたと私」という二人称にはなりにくい。やはり、利用者にとって外からやってくる介護スタッフは第三者なのです。が、子どもや配偶者など家族がケアする時は「あなたと私」の関係が成立するのです。何が言いたいのかといえば、利用者と地域が二人称の立場になれるような町づくり、地域づくりがしたいのです。地域全体がその人を看てくれる。お隣さんが気軽に安否確認してくれたり、インスリンの自己注射を手伝ってくれたりするわけです。歳をとっても病気になっても、ここにいれば安心・安全という地域をめざしたいのです。僕は在宅医療に携わって、この思いを強くしました。

一般的な概念では、医療は生活よりも上位だと思われがちです。が、生活がしっかり構築されていないところでは、どんなに優れた医療も役立ちません。そして、特に高齢者については医療によって生活がコントロールされないほうがいいと僕は思っています。しばしば患者さんの家族から「血圧が高いときは入浴を控えたほうがいいでしょうか」という質問があります。血圧が一六〇㎜Hgを超えていても、それ以外、体に異状が見られなければ、「大丈夫」と僕は答えます。危険なのは患者が一人でお風呂に入って急激に血圧が下がり、意識を失うことです。本人が入浴したくて、誰かが見守っていてくれるなら、何ら心配をすることはありません。

お年寄りにがんが見つかった場合も僕は（本人の希望にもよりますが）治療よりも痛みをとることを優先します。がんは手術して悪いところを取ってしまったら、それで治療が終わるというものではありません。五年生存してはじめて治療の評価が出るわけです。八十五歳の高齢者ががんになった時、手術による身体のダメージや抗がん剤による副作用などを考えれば、五年後を見据えた積極的な治療が妥当だとはいい切れないと思います。

■地域包括ケアシステムの決め手は町づくり

団塊の世代が七十五歳以上の後期高齢者になる二〇二五年問題に対処するため、医療介護総合確保推進法などの法的な後押しもでき、今、各地で地域包括ケアシステムを構築していこうという動きが活発化しています。もちろん、行政が積極的に動く地域と、そうでない地域とでは受けられるケアに格差が生じる可能性もあります。しかし、自治体が動かないようなら、地域住民が動くように働きかけていかなければいけない。高齢社会、いや超高齢社会は日本に住む誰もが必ず経験することになるのですから、今、超高齢社会のために何かするということは、結局は自分自身のために何かをしているということなのです。親の問題であり、自分の問題でもあるのだから、真剣に考えなくてはなりません。

介護は、今や家事や育児と同じように人としてのたしなみといえます。介護が必要になった親を躊躇せず病院に入れてしまう人は、きっとその人も年老いた時に病院に入ることになる。〝おじいちゃん〟を在宅で介護して、子どもたちにおじいちゃんの死ぬところを見せた人は自宅(生活の場)で看取ってもらえるでしょう。在宅介護を経験した人は、家族や地域の見方も変わると思うのです。

僕は在宅医療、在宅介護のための取り組みは地域活動であり、「町づくり」のようなものだと思っています。そして、地域包括ケアシステムは地域活動の延長線にあると考えます。多職種協働という考え方も決して新しいものではなく、昔はどこの地域にも見られた互助機能だと思うのです。つまり、地域包括ケアシステムは、分断され、機能しなくなった町の機能をつなぎ直すことにほかなりません。このなかで在宅医療にかかわる医者がどんな役割を担っていけばいいのか、ここが重要なポイントといえるでしょう。

■よい「訪問医」を探す

在宅医療をテーマにした講演会の質疑応答で、よくある質問のひとつが「よい訪問医を探す方法を教えてください」です。「よい〝かかりつけ医〟とは?」という少々困った質問もあります。患者も医者もどちらも人間ですから、当然、相性というものがあります。

僕は、できるだけ薬に頼らない医療を心がけています。ところが「薬を減らしましょう」と言うと、不安げな不満げな顔をする患者さんや家族もいます。日本人は薬好きな国民だといわれますが、健康によいと思っている薬でも止めたほうがかえって健康によかったという笑えない話もあるのです。これは検査についても同じことがいえます。検査入院で体調を崩してしまうお年寄りは少なくありません。でも、患者さんが薬好きで、検査好きなら、そういった治療をしてくれる医者を探すのもいいかと思い

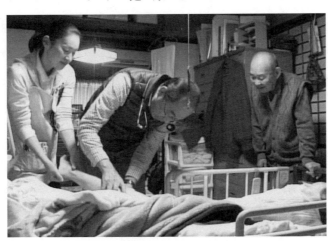

大切なのは患者と医者の相性
(勇美記念財団 DVD「在宅医療知ってますか?」より)

ます。

患者と医者の関係でもっとも必要となるのは、いうまでもなく信頼でしょう。新聞の記事やテレビ番組などを見て「この先生がいい」と直感する人がいないとはいえませんが、やはり信頼感は、それほど簡単には築けません。患者を診はじめて、まだ一カ月しか経っていないのに、命にかかわる病気が見つかったりした場合などは、医者のほうも正直、戸惑います。患者や家族に「治療しても治る見込みはないので、積極的な治療はしないほうがいいでしょう」とか「このまま自宅で看取りましょう」などとは、なかなか言えません。はっきり言ったところで、患者の医者への不信を募らせるだけかもしれません。だから、元気なうちから何でも話せるような、かかりつけ医を持つことが大事なのです。

自分の終末期を任せるなら、当然、自分より若い医者でなければなりません。気楽に往診してくれて、近所の評判もいい医者が望ましいといえます。午後五時になったら、診療所の玄関のかぎを閉めてしまうような先生では困ります。このあたりのことは、これまでに在宅医療を経験した人たちから情報を集めるのがいいと思います。実際に診療所や医院に行ってみてください。待合室にゴルフのトロフィーがデーンと飾ってあったり、車庫にゴージャスな外車が停めてあったり、普通の人の感覚でおかしいと思うことがあるなら、それは、やはりおかしいということです。

そして、医者選びで一番の決め手といえるのは、医者との相性。患者と医者の馬が合うことです。「この先生なら任せても大丈夫」と、患者さんや家族が思える医者を探しましょう。なにしろ、その医者に自分たちの命を預けることになるわけですから……。

医者は大学や医療機関で科学的思考を徹底的にたたき込まれています。だからといって、その考えが患者さんや家族にとって最良かどうかはわかりません。ですから、医者といい人間関係を築いてください。困った時に利用してやろうというくらいのしたたかさがあっていいと思います。老後の人生をどのように過ごすか——それを実践するためには医学的判断が必要なこともあります。ただし、あくまでも決断するのは自分たち。「老いては個（己）に従え」です。ただし、そのためには利用者も賢くならなくてはいけません。敵（これはもちろん医者ではなく、〝加齢〟〝高齢化〟〝老い〟のことです）を知るためには、やはり勉強が不可欠なのです。

■地域に広がり、地域を変える

僕が在宅医療を始めて四半世紀が過ぎようとしています。長かったような気もするし、あっという間の出来事だったと感じることもありますが、とにかくいろいろなことがありました。在宅で、おじいちゃんを看取って、その後、おばあちゃんを看取って、その息子も看取って……。一族代々というと少しおおげさですが、その一族の何人もの人に最期までかかわらせてもらったというお宅も少なくありません。

往診に行くと、日本間の鴨居の上にずらっと、亡くなった方の遺影が飾られています。これを一つひとつ見ていくと、ここから右側の写真は、この人もこの人も僕が診たんだな、と改めて気づくのです。ただし、僕は病気を治したのではなく、看取って、死亡診断書を書いたのです。本来、医者は病気を治す人。だから、僕は怪しい医者ということになるかもしれません。

しかし、一軒のお宅と長くつきあっていると、おじいちゃんのお世話をしていた高校生の娘さんが介護の仕事を始めたり、おばあちゃんが亡くなった時に孫のお嫁さんのお腹の中にいた赤ちゃんがいつのまにか看護学校に通いはじめたりといった、一族の物語を垣間見ることができます。在宅で祖父母などをケアしたことが彼や彼女が進路を決めるきっかけの一つになったとしたら、これは在宅医にとってはうれしいことです。

ところで、僕の外来には、僕といっしょに在宅介護や看取りを経験した家族がたくさんやってきます。ほとんどがご主人を最期まで世話した奥さんたちです。それで、うちの診療所は、しばしば(オールドレディースクリニックのように華やぎます。往診時代から知っているので、気心も知れていて、診察室での話も弾むのです。最初は血圧や血糖値、生活習慣病の話などをしていますが、病気の話はすぐにネタ切れになり、後はもっぱら世間話。時にはシリアスなテーマにもなり、「どんな死に方をしたいか」「どんな最期が理想か」などが話題に上ることもあります。

ここ数年、在宅医療への関心が高まり、僕も訪問診療や看取りなどについての取材を受ける機会が増えました。テレビや雑誌だけでなく、スポーツ新聞までもが在宅医療をテーマにした記事を掲載しているのには驚かされます。「終活」という言葉が流行語大賞にノミネートされたくらいだから、自分の人生は最期まで自分でプロデュースしたいと考える人は増えているのではないでしょうか。「先生、私は病院の片隅でチューブなんかで生かされ続けるのはごめんです。私の時も自宅でお願いしますね」なんて、懇願する患者さんもいます。これに対して、僕は最近「僕が生きていたらね。僕より先に逝ってくれなければダメだよ」と不謹慎な条件を提示できるようになりました。これも在宅診療で培った信頼関係なのです。

在宅医療は、しばしば病院医療の受け皿として語られることがあります。しかし、在宅医療は外来の延長線にあると考えたほうが、その本質はわかりやすいと思います。僕の診療所の外来にやってくる患者さんたちは、理屈ではなく感覚的にそれを理解していると思います。

「足腰が弱る」という表現に象徴されるように、歳を重ねると、医院や診療所に通うのが困難になります。そんな時に信頼している医者が往診してくれれば、こんな安心なことはありません。患者さんやその家族と世間話をするような気持ちで、暮らしの中に医療をそっと運び込む。そんな医者がいてもいいのではないでしょうか。

ここ数年、在宅医療、在宅介護がじわじわと普及しつつあります。地域にとって在宅医療が少しずつ当たり前になってきたのです。そして、僕は出前医者をやりながら、地域のつながりが変わってきたことを実感しています。はからずとも在宅医療は今の時代に必要な地域づくりの後押しをしはじめました。そう感じる時、僕は医者になってよかったなあ、とつくづく思うのです。

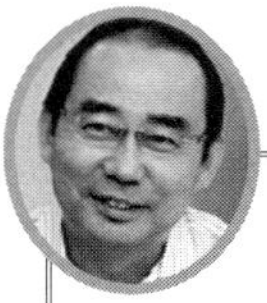

◆骨粗鬆症予防には日頃の骨折りが大事◆

実年齢より10歳は若い――骨粗鬆症の検査を受けて大喜びで報告に来た84歳のマサさんは、その翌日、畳の上で転倒してしまった。股関節が痛むというので、レントゲンを撮ったら大腿骨頸部骨折。すぐに入院して人工骨を入れたので、1カ月後にはもとの生活に戻れたが、骨密度が高くても骨は折れるのだ。

骨折の危険因子は、女性であること、歩くスピードが遅くなっていること、1回でも転んだことがあることだという。ちなみに統計では男性は転倒しにくいというが、これは身体能力の問題ではなく、女性のように家事などで歩き回ることが少ないからではないかと、僕は思っている。

一方、骨粗鬆症は、骨からカルシウムが流れ出てスカスカになっしてまう病気だ。こちらは軽い衝撃でも骨折しやすい。お年寄りの場合、大腿部の骨折は寝たきりの原因になるので注意が必要になる。

骨粗鬆症の予防は、牛乳、小魚、海草、大豆などカルシウムを多く含む食品を摂ること。そして、運動することである。運動で骨に付加をかけると、微量のマイナス電気が発生し、カルシウムが沈着するのだ。細胞も活発になる。さらに運動により筋力がきたえられると、骨への負担が軽減される。

まず、ウォーキングなどの軽い運動からはじめよう。毎日30分くらいは歩きたい。元気なうちからカルシウムを豊富に摂り、運動を習慣づけよう。「食事や運動に気をつけるなんてめんどうだね。本当に骨が折れるね」なんて言わないこと。日頃の小さな骨折りが骨折を予防するのだ。最近、僕も1日1万歩を目標に歩いている。

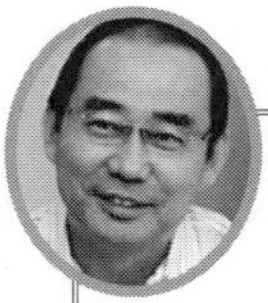

◆ジャズと在宅医療◆

趣味はジャズ。聴くだけではもの足りず、ライブのジャムセッションにベーシストとして参加することも。チームプレイを音楽にたとえることがあるが、ジャズほどプレイヤーたちが平等に楽しめる音楽はない。コンボの場合は全員にアドリブのソロが回ってくる。上下関係もなく、誰一人として欠かせないパートナーだから、在宅医療の現場に似ていますね。

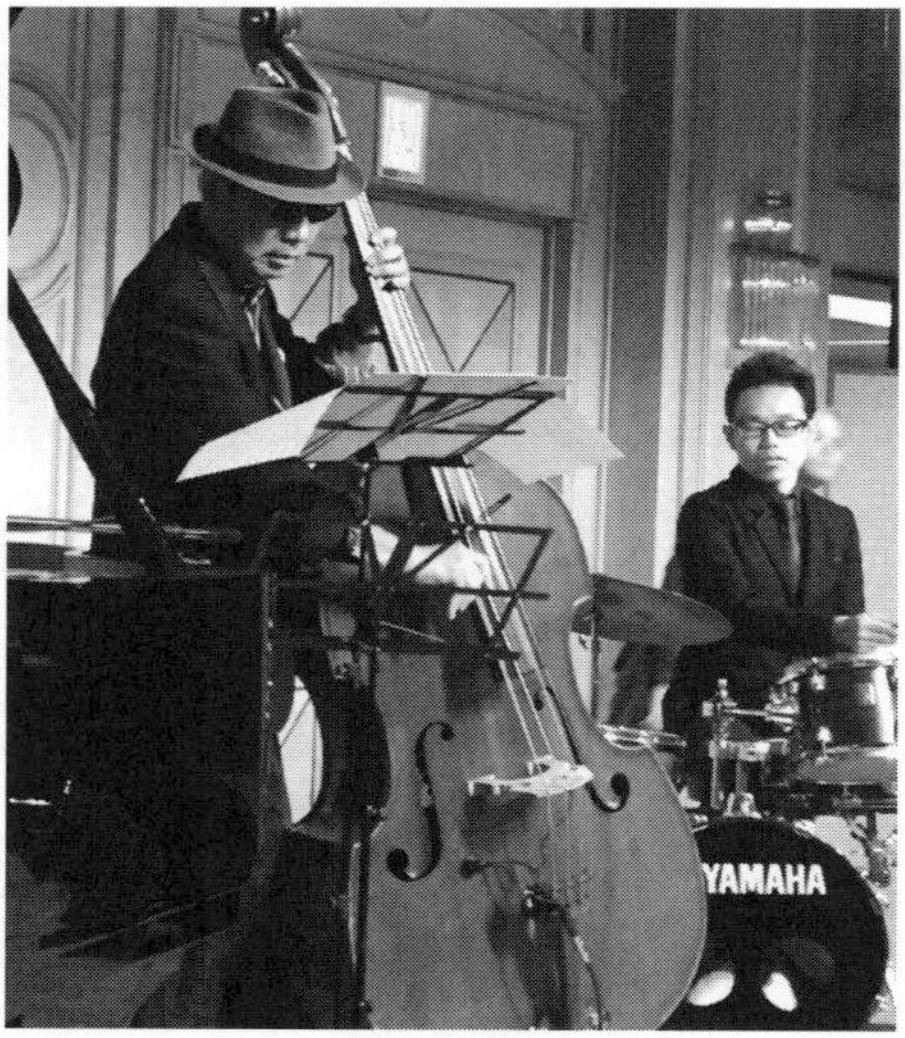

ジャズ・ナイトで演奏

◆歯科医師

虫歯や歯周病の予防と治療。口腔ケアも行なう。

◆歯科衛生士

歯科予防処置、歯科診療補助および歯科保健指導などを行なう。

◆看護師

医師が行なう診療の補助、患者の日常生活の援助、疾病の予防や健康の維持増進の教育を行なう。

◆理学療法士（ＰＴ）

身体の機能が低下した人を対象に運動療法やマッサージなどによる機能回復訓練を行なう。

◆作業療法士（ＯＴ）

心身に障害がある人に対して手芸や工芸、園芸などの作業を通し動作機能や生活への対応力を高める訓練を行なう。

◆言語聴覚士（ＳＴ）

言語コミュニケーションや嚥下機能の回復のための援助を行なう。

◆薬剤師

医薬品の鑑定、保存、調剤、交付を行なう。服薬の指導も行なう。

◆管理栄養士

食生活や栄養に関する相談・指導をする。国家資格を有し、都道府県知事の免許を受けた栄養士より高度な専門知識を持つ。

◆保健師

人々の健康や体調管理をサポート。健康教育、保健指導も行なう。

《資料Ⅱ》

在宅ケアに携わる人たち

年老いても住み慣れたわが家、地域で暮らすためには、医療や介護に携わるさまざまな人たちの支援が不可欠です。在宅での介護生活は医師や看護師、ホームヘルパーなどさまざまなスタッフのチームプレーが決め手となります。キーワードは「多職種協働」「地域連帯」。

◆ケアマネジャー（介護支援専門員）

介護保険の申請、利用者のケアプランの立案・作成・手続きなどを行なう。

◆ホームヘルパー（訪問介護員）

高齢者や障害者の住まいを訪問し、身体介護や家事援助などのサービスを提供する。訪問介護事業所に所属。

◆サービス提供責任者

ケアプランに基づいて利用者の訪問介護計画を作成し、ケアマネジャーとの連絡などを行なう。訪問介護事業所に配置。

◆介護福祉士

専門的な知識や技術を有し、心身の障害のため日常生活を営むことが困難な人に対して相談や指導を行なう。

◆社会福祉士

心身に障害があり、日常生活を営むことが困難な人に対して福祉に関する相談、援助を行なう。医療ソーシャルワーカーとして働く人も多い。

◆福祉用具専門相談員

福祉用具で人々の自立をサポートする。福祉用具を貸与・販売する。事業所に勤務。

◆住宅改修事業者

住宅改修に携わる。福祉住環境コーディネーターなどの有資格者もいる。

◆医師

医学に基づく疾病の予防、診察。保健指導や公衆衛生の普及も行なう。

看取りを行なった場合に加算される介護報酬のこと

●や

要介護認定　介護保険において介護の必要の有無および要介護度を判断し、介護保険支給の対象であるか否かを認定すること。要介護度は軽い順から要支援１・要支援２・要介護１～５の７区分

養老院　身寄りのない貧しい老人を収容・保護した公共施設。1963 年制定の老人福祉法により老人ホームと改称

予防給付　介護保険の給付で、要支援の人を対象としたもの

●ら

リビング・ウィル　終末期の医療について事前に自分の意志で希望を表明すること。書面の形で残し、署名・捺印するのが一般的

理学療法士（ＰＴ＝physical therapist）　医師の指示の下、身体機能回復のためのリハビリテーションを行ない、機能の回復に携わる専門家

ロコモティブシンドローム（運動器症候群）　身体を動かすために必要な器官に障害が起こり、移動する能力が低下し、要介護になる危険度が高い症状のこと。日本整形外科学会が提唱

老人病院　病状の安定した高齢者を対象とする介護やリハビリに重点を置いた病院。介護保険制度の導入により廃止された

老人福祉法　1963 年に制定された老人の福祉を図ることを目的とした法律。生活保障、健康保持、社会的活動への参加の推進などを定めている

老老介護　高齢者が高齢の配偶者、親、兄弟姉妹などを介護すること

デイサービス（通所介護） デイサービスセンターや特養など老人福祉施設で行なわれる、入浴、食事、ヘルスチェック、レクリエーションなどのサービス

デス・エデュケーション 死への準備教育。家族などと死別することの苦悩をやわらげるための教育

特別養護老人ホーム（特養） 自宅での介護が困難な要介護３以上の重度の人を対象とした施設。介護保険制度では介護老人福祉施設という

●な

ナチュラル・デス（自然死） 無理な延命をせずに、加齢による身体機能低下により亡くなること。老衰、平穏死も同義

認知症 一度獲得された知能が後天的な脳の器質的な障害により持続的に低下したり、失われること。以前は「痴呆症」と呼ばれていた

認認介護 認知症の人が認知症の親や配偶者などを介護すること

●は

プライマリ・ケア 基本的な医療の診断や相談に乗ってくれる患者にとって身近な窓口となる医療。地域の開業医などのかかりつけ医による医療を指す

フレイル 高齢者の筋力や活動が低下している状態。虚弱状態。移動、運動能力、認知機能、栄養状態、持久力、日常生活の活動性など広範な要素が含まれる

福祉用具専門相談員 福祉用具の専門家。用具を貸与・販売する事業所に配置

平均寿命 ０歳における平均余命

ホームヘルパー（訪問介護員） ヘルパーともいう。在宅療養者を訪問し、身体介護や家事援助などのサービスを提供する

訪問看護 保健師や看護師が各家庭を訪問し、主治医の指示に従って看護、療養上の世話、診療の補助を行なうこと

訪問看護師 各家庭を訪問し、医師の指示の下、利用者の健康をサポートする看護師

保健師 人々の健康や体調管理をサポート。さらに感染症の予防にも携わる。介護現場では保健所や市町村に所属する行政保健師が活躍

●ま

看取り介護加算 特養や特定施設、グループホームなど自宅以外の介護現場で

ンとの連携などの要件を満たした診療所

ショートステイ（短期入所生活介護） 介護施設に期間限定で短期入所すること

社会的入院 医学的には重篤ではなく在宅での療養が可能であるにもかかわらず、家庭の都合などで長期にわたって病院で生活をしている状態

社会福祉協議会（社協） 地域住民の福祉増進を図る民間組織

重度化対応加算 看護師との24時間連絡体制、看取りなどの要件に加算される介護報酬のこと

小規模多機能型居宅介護 地域密着型サービスに位置づけられている介護サービス。デイサービス、訪問介護、ショートステイ機能を備え、利用者の状況に応じて柔軟に組み合わせてサービスを提供

清拭 入浴できない病人などの体を拭いて清潔にすること

世界保健機関（ＷＨＯ） 国連の専門機関。保健衛生向上のための国際協力を目的とする

前期高齢者 65歳から75歳未満の高齢者

●た

宅老所 法令には定義のない民間独自の福祉サービスを提供している施設。デイホーム

チーム・ケア 医師、看護師、保健師、社会福祉士、介護福祉士、理学療法士、作業療法士、ホームヘルパーなど、医療・福祉関係者だけでなくさまざまな専門家が一体となってケアすること

地域支援事業 要介護認定されなかった人や介護保険対象外の人に対して介護予防を推進し、高齢者が地域において自立した生活を継続できるよう市区町村が行なう事業

地域包括ケアシステム 厚生労働省が推進する、要介護状態になっても住まい・医療・介護・予防・生活支援が一体的に提供される地域の包括的な支援・サービス提供体制

地域包括支援センター 介護保険法改正で定められた地域の問い合わせの窓口機関。各市区町村の中学校区ごとに設置され、地域住民の保健・福祉・医療の向上、虐待防止、介護予防マネジメントなどを総合的に行なう

デイケア（通所リハビリテーション） 老健や病院、診療所などの医療施設で行なわれる理学療法や作業療法、言語聴覚療法など

介護老人保健施設　高齢者の入居施設。通称「老健」。在宅復帰を目的にリハビリを行なう

緩和ケア　苦痛をやわらげることを目的に行なわれる医療的ケア

ＱＯＬ（quality of life）　生活の質。精神面を含めた生活全体の豊かさと自己実現を含めた概念

居宅介護支援事業所　ケアマネジメントを行なう在宅介護支援センター、特養、老健、介護療養型医療施設などを指す

グループホーム　軽度～中度の認知症の人がケアスタッフの支援を受けながら共同で生活する施設サービス

ケアマネジャー（介護支援専門員）　要介護認定を受けた人のケアプランを作成したり、サービスの調整を行なう専門職。通称「ケアマネ」

ケアプラン　介護サービスの利用計画。本人の心身の状況や生活環境、本人や家族の要望などに配慮し、利用する介護サービスの種類や内容を定める

健康寿命　健康上の問題がなく日常生活が制限されることなく、自立した人間らしい生活を送れる期間。日本人の健康寿命と平均寿命の差は約10年ある

言語聴覚士　「話す」「聞く」「食べる」の機能の維持・回復を目指す国家資格を有する専門職。脳卒中や交通事故による高次脳機能障害、失語症、嚥下障害のある人の言語機能のリハビリを行なう

後期高齢者　75歳以上の高齢者

口腔ケア　歯磨き、うがい、拭き取りなどで口の中を清潔に保つためのケア

誤嚥性肺炎　誤嚥により飲食物や唾液などとともに細菌が気管や気管支内に入ることで起こる肺炎

●さ

サルコペニア　筋肉量が低下し、能力や身体機能が低下している状態

作業療法士（ＯＴ＝occupational therapist）　医師の指示に基づき、心身に障害を持つ人が機能回復して社会への適応力を改善、回復、自立生活できるように、手芸や工作などの作業訓練や指導を行なうリハビリテーションの専門職

在宅医療　自宅など生活の場で療養している人に提供される医療

在宅介護　病気や障害を抱えた人を自宅など生活の場で介護すること

在宅療養支援診療所　24時間連絡可能、他の医療機関や訪問看護ステーショ

《資料Ⅰ》

医療・介護用語解説

●あ

ＩＣＵ　集中治療室。重症患者や手術直後の患者を治療する病室

安楽死　末期がんなどで治療不可能かつ苦痛が強いと診断された患者が希望した場合に薬物投与などで積極的に死期を早めたり延命治療を行なわずに死に至らしめる行為。日本では積極的安楽死は刑事罰の対象になる

インフォームド・コンセント　医師が治療法について患者に十分な説明をし、患者の同意を得た上で処置を行なうこと

胃ろう　胃に穴を開け、チューブを取りつけて外部から直接、胃に栄養剤を注入する治療法

エンジェル・ケア　死後の処置。顔や体を拭いて体液の漏出を防ぐ。髭剃り、化粧なども行なう

遠距離介護　遠方に住む親などを離れた地から通いなどで介護すること

嚥下機能　食べ物を飲み込む機能

延命措置　回復の見込みがなく死期が迫っている患者に対して行なう生命維持のみを目的にした医療行為。点滴、胃ろう、人工呼吸器、心肺蘇生装置などを用いる

●か

かかりつけ医　いつでも連絡が取れ、往診をしてくれ、必要な時は専門医を紹介してくれる医師。地域の開業医が担当するほか在宅療養支援診療所にも勤務している

管理栄養士　国家資格を有する栄養士。療養のために必要な栄養指導や、病院や施設など特定多数に食事を提供する施設で栄養管理や指導を行なう

介護福祉士　国家資格を有するケアワーカー。心身の障害のため日常生活を営むことが困難な人の相談や指導を行なう

介護報酬　介護保険制度において利用者が介護サービス事業者や施設に支払う費用。基本は１単位 10 円

介護保険　2000 年にスタートした社会保険制度。40 歳以上の人が保険料を支払い、介護が必要になった時には介護サービスが受けられる

太田秀樹（おおた・ひでき）

医学博士、医療法人アスムス理事長、全国在宅療養支援診療所連絡会事務局長。1953年奈良県生まれ。1979年日本大学医学部卒。1981年自治医科大学整形外科入局。同大学院終了後、整形外科医局長・専任講師を務める。1992年在宅医療を旗印に栃木県小山市におやま城北クリニックを開業し、在宅医療・介護に取り組む。1994年法人化に伴い理事長に就任。大学時代はヨット、現在はジャズ演奏（ベース）が趣味。著書に『治す医療から、支える医療へ』（共著、木星舎）、『家で天寿を全うする方法』（さくら舎）、『ホームヘルパーのための高齢者医療の基礎知識』（日本医療企画）など。羽田澄子監督のドキュメンタリー『終わりよければすべてよし』にも著者の在宅ケアの１日が紹介されている。

蜂須賀裕子（はちすか・ひろこ）

1953年東京生まれ。武蔵大学人文学部、和光大学人文（現表現）学部卒。編集者を経てフリーランスライターに。子ども、女性、農業、食、健康、介護などをテーマに人物インタビューを基軸としたルポルタージュを手がけている。著書に『生きること学ぶこと』（柘植書房新社）、『農業で子どもの心を耕す』（子どもの未来社）、『脳を元気に保つ暮らし方』（大月書店）、『車椅子インストラクターという仕事』（共著、はる書房）ほか。趣味は野菜づくり、短歌。

「終活」としての在宅医療
―かかりつけ医で人生が変わる

2017年3月12日　第1刷発行

著　者　
発行者　竹村正治
発行所　株式会社かもがわ出版
〒602-8119　京都市上京区堀川通出水西入
TEL075-432-2868　FAX075-432-2869
振替 01010-5-12436
ホームページ http://www.kamogawa.cp.jp
製　作　新日本プロセス株式会社
印刷所　シナノ書籍印刷株式会社

ISBN978-4-7803-0905-8 C0036